Entwicklung und Charakterisierung von geschmacksmaskierten, multipartikulären, festen Arzneiformen

Inaugural-Dissertation

zur Erlangung des Doktorgrades

der Mathematisch-Naturwissenschaftlichen Fakultät

der Heinrich-Heine-Universität Düsseldorf

vorgelegt von

Corinna Tißen

aus Tönisvorst

Düsseldorf, April 2011

aus den Institut für pharmazeutische Technologie und Biopharmazie

der Heinrich-Heine-Universität Düsseldorf

Gedruckt mit der Genehmigung der

Mathematisch-Naturwissenschaftlichen Fakultät der

Heinrich-Heine-Universität Düsseldorf

Referent: Prof. Dr. Peter Kleinebudde

Koreferent: Prof. Dr. Jörg Breitkreutz

Tag der mündlichen Prüfung: 29. April 2011

Bibliografische Information der Deutschen Nationalbibliothek
Die Deutsche Nationalbibliothek verzeichnet diese Publikation in der Deutschen Nationalbibliografie; detaillierte bibliografische Daten sind im Internet über http://dnb.d-nb.de abrufbar.
1. Aufl. - Göttingen : Cuvillier, 2011
Zugl.: Düsseldorf, Univ., Diss., 2011

Nonnenstieg 8, 37075 Göttingen
Telefon: 0551-54724-0
Telefax: 0551-54724-21
www.cuvillier.de

1. Auflage, 2011
Gedruckt auf säurefreiem Papier

978-3-86955-815-8

Abkürzungen

Chinin-HCl = Chininhydrochlorid

d = Durchmesser [mm]

σ = Druckfestigkeit [N/mm²]

EMA = European Medicines Agency

E PO = Eudragit® E PO

F = Bruchkraft [N]

ff_c = Fließfähigkeit

GFA = Förderelemente

h = Höhe [mm]

HPLC = high performance liquid chromatography

HPMC = Hydroxymethylcellulose

Ibu = Ibuprofen

KB = Knetblöcke

MW = Mittelwert

n = Anzahl der Versuche

PCA = Principal Component Analysis

PEG = Polyethylenglykol

Ph.Eur. = European Pharmacopeia (Europäisches Arzneibuch)

PLS = partial least square analysis

R^2 = Bestimmtheitsmaß

R = Korrelationskoeffizient

REM = Rasterelektronenmikroskop

r.F. = relative Luftfeuchtigkeit

RMSEE = root mean square error of prediction (Reststandardabweichung)

s = Standardabweichung

SMCC = silifizierte mikrokristalline Cellulose

U/min = Umdrehungen pro Minute

USP = United States Pharmacopeia (Amerikanisches Arzneibuch)

UV/Vis = Ultraviolette Strahlung / visuelles Licht

1. Einleitung

1.1. Multipartikuläre perorale Arzneiformen

Perorale Arzneiformen können sowohl als monolithische als auch multipartikuläre Systeme vorliegen. Monolithische Systeme sind dadurch gekennzeichnet, dass die funktionellen Bestandteile der Arzneiform bis zum Magenausgang keine kleineren Einheiten als 2 mm ergeben. Im Gegensatz dazu bestehen multipartikuläre Arzneiformen entweder aus einer Vielzahl einzelner Partikel oder zerfallen kurz nach der Einnahme in solche (Kleinebudde 1997).

Handelsübliche multipartikuläre Arzneiformen wie Pellets, Pulver oder auch Granulate weisen einige Vorteile gegenüber den monolithischen Systemen auf. Ein grundlegender Vorteil der multipartikulären Arzneiformen stellt die Möglichkeit zur individuellen, flexiblen Dosierung dar. Insbesondere in der Pädiatrie sind Dosisanpassungen an Alter und Gewicht der Kinder notwendig. Das Zerteilen einer monolithischen Arzneiform kann zu ungenauen Dosierungen führen. Auch die Funktionalität und der Geschmack der Arzneiform können durch das Zerstören von Filmüberzügen verändert werden. Während der letzten Jahre wurde der Mangel an altersgerechten Arzneimitteln für Kinder immer deutlicher (Schirm et al. 2003). Als Folge wurden etablierte Arzneimittel ohne Zulassung für die entsprechende Indikation verwendet, was zu schwer kalkulierbaren Risiken für den Patienten führen kann (Conroy et al. 2000; McIntyre et al. 2000). Um diesem Missstand zu begegnen, wurden die regulatorischen Anforderungen auf europäischer Ebene verändert (Regulation (EC) No 1901/2006, 2006). Diese verpflichten die pharmazeutische Industrie zu verstärkter Forschung an pädiatrischen Arzneiformen. Individuelle, flexible Dosierungsmethoden gewinnen auch in der Geriatrie immer mehr an Bedeutung. Wechselwirkungen zwischen Arzneistoffen und Vorerkrankungen der multimorbiden Patienten machen Dosisanpassungen notwendig (Breitkreutz und Boos 2007).

Ein weiterer Vorteil der multipartikulären Arzneiformen ist die verbesserte Schluckbarkeit verglichen mit monolithischen Arzneiformen. Bei peroralen, monolithischen Arzneiformen handelt es sich häufig um relativ große Tabletten oder Kapseln. Ältere Menschen aber auch kleine Kinder können Tabletten ab einer gewissen Größe nur noch schwer schlucken, die regelmäßige Einnahme kann folglich nicht mehr gewährleistet werden. Auch hier können multipartikuläre Arzneiformen Abhilfe schaffen, da diese aus einer Vielzahl kleinerer, leicht schluckbarer Partikel bestehen.

Zusätzlich zu der flexiblen Dosierung und der leichten Schluckbarkeit führen multipartikuläre Arzneiformen nach der Einnahme zu Plasmaspiegeln mit geringeren Schwankungen (Follonier 1992). Im Vergleich zu monolithischen Arzneiformen, die den Pylorus erst mit der Nahrung verlassen können, sind die multipartikulären Arzneiformen flexibler. Insbesondere bei Pellets wird diskutiert, ob diese auf Grund ihrer geringen Größe den Pylorus unabhängiger vom Füllungsgrad des Magens passieren (Newton 2010). Verglichen mit den monolithischen Arzneiformen soll die Wirkstoffresorption dadurch gleichmäßiger erfolgen.

Bezogen auf die Sicherheit sind multipartikulären Arzneiformen den monolithischen überlegen. Durch die Anwendung von multipartikulären Arzneiformen können Irritationen und unerwünschte Wirkungen bedingt durch lokal auftretende zu hohe Arzneistoffkonzentrationen vermindert werden (Bechgaard und Nielsen 1978). Durch Risse in der Filmschicht von überzogenen monolithischen und multipartikulären Retardarzneiformen kann es zur vollständigen Freisetzung des Arzneistoffes innerhalb kurzer Zeit kommen. Da die einzelnen Einheiten multipartikulärer Systeme verglichen mit den monolithischen nur geringe Teile der Gesamtarzneistoffdosis enthalten, kommt es durch die ungewollte Freisetzung seltener zu Intoxikationen. Das Risiko des sogenannten dose-dumpings ist somit niedriger, da die absolute Menge des freigesetzten Arzneistoffes bei den einzelnen Einheiten einer multipartikulären Arzneiform geringer ist.

Im Hinblick auf die Freisetzungskinetiken von inkorporierten Arzneistoffen bieten multipartikuläre Arzneiformen ebenfalls Vorteile. Durch die Kombination von Partikeln mit zeitlich unterschiedlichem Freisetzungsverhalten können multipartikuläre Systeme mit gesteuerten Freisetzungsprofilen erhalten werden (Ishida et al. 2008). Innerhalb einer Arzneiform können Inkompatibilitäten zwischen Arzneistoffen verhindert werden, indem gemischte multipartikuläre Systeme verwendet werden. Verschiedene Dosierungen können einfach erreicht werden, indem lediglich die Füllmenge von multipartikulären Partikeln in Kapseln variiert wird.

Unter wirtschaftlichen Gesichtspunkten gesehen weist jedoch die Herstellung von monolithischen Arzneiformen Vorteile auf. Die Produktion von multipartikulären Arzneiformen erfordert oft zusätzliche Produktionsschritte und ist dadurch zeit- und kostenintensiver.

Unter einer Vielzahl von multipartikulären Arzneiformen werden insbesondere Pellets verwendet. Diese weisen meist einen Durchmesser kleiner oder gleich 2 mm auf und verfügen über eine vorwiegend isometrische Form (Knop 1991). Hergestellt werden Pellets durch verschiedene Verfahren. Von besonderer Bedeutung sind das Granulieren und das Beschichten in Wirbelschichtapparaturen, das Verpressen an Tablettenmaschinen und das Extrudieren mit anschließender Sphäronisation (Ghebre-Sellassie 1989).

Minitabletten

Eine Sonderform der Pellets sind durch Verpressen hergestellte Minitabletten von höchstens 3,0 mm Durchmesser (Lennartz und Mielck 1998). Tabletten mit größerem Durchmesser werden auf Grund ihrer Eigenschaften zu den monolithischen Tabletten gezählt. Die kontinuierliche Produktion der Minitabletten erfolgt mit Hilfe handelsüblicher Rundläufertablettenpressen und ist dadurch mit wenigen Produktionsschritten durchführbar. Mehrfachtablettenstempel mit bis zu 55 Einzelstempeln (Ritter-Pharma-Technik GmbH 2011) ermöglichen die Produktion der multipartikulären Arzneiform im industriellen Maßstab.

Verglichen mit anderen multipartikulären Arzneiformen wie unregelmäßig geformten Granulaten weisen Minitabletten einige Vorteile auf. Bedingt durch den Tablettierprozess zeigen bikonvexe Minitabletten häufig nur geringe Schwankungen in Höhe und Breite sowie eine annähernd sphärische Form (Munday und Fassihi 1989). Zusätzlich zu robusten mechanischen Eigenschaften bewirken ein geringerer Abrieb und glatte Oberflächen gute Grundvoraussetzungen für einen nachfolgenden Filmüberzugsschritt. Munday (1994) zeigte, dass Minitabletten verglichen mit Granulaten weniger Filmpolymer zum Überziehen benötigten und darüber hinaus gleichmäßigere Filme produziert werden konnten. In weiteren Studien konnte gezeigt werden, dass Arzneistoffe mit anspruchsvollem Pressverhalten einfacher zu Minitabletten als zu Tabletten üblicher Größe verarbeitet werden konnten. Pich und Moest (1989) gelang es, Minitabletten mit 99,5 % Pankreatingehalt zu entwickeln, jedoch konnte die Rezeptur nicht auf 10,0 mm Tabletten übertragen werden. Als weiterer schwer tablettierbarer Arzneistoff konnte das nadelförmige Paracetamol von Lennartz und Mielck (1998) erfolgreich zu Minitabletten unterschiedlicher Größe verarbeitet werden. Dabei gelang es, die Deckeltendenz von Tabletten mit einem Durchmesser von 5,0 mm zu reduzieren, indem die Tablettierformulierung zu Minitabletten von höchstens 3,0 mm verpresst wurde.

Minitabletten mit veränderter Wirkstofffreisetzung wurden bereits in mehreren Arbeiten entwickelt und charakterisiert (Rouge et al. 1997, Sujja-areevath et al. 1998). Dabei wurde unter anderem schmelzextrudiertes Granulat von De Brabander et al. (2000) zu Wachsmatrixminitabletten verarbeitet. Goole et al. (2008) entwickelten verlängert freisetzende schwimmende Levodopa-Minitabletten, wobei auch hier die Retardierung des Arzneistoffes durch einen vorgelagerten Schmelzextrusionschritt erfolgte. Direktverpresste, biphasisch freisetzende Ibuprofentabletten wurden von Lopes et al. (2006a) hergestellt. Dabei wurden verlängert freisetzende Ibuprofenminitabletten mit einer schnell löslichen Arzneistoffpulvermischung zu Tabletten von 13 mm Durchmesser verarbeitet.

Die Applikation von Minitabletten ist vielfältig. Sie können sowohl in Kapseln (Ishida et al. 2008) als auch über individuell einstellbare Dosierspender (Bredenberg et al. 2003) verabreicht werden. Bereits seit 1995 existieren Studien über den Einsatz von Minitabletten als Augeninserte (Saettone et al. 1995).

Als multipartikuläre, flexibel dosierbare Arzneiform erweisen sich Minitabletten für die Pädiatrie als besonders vorteilhaft. Erste klinische Studien belegen, dass Tabletten < 3,0 mm bereits bei Kindern ab zwei Jahren sicher angewendet werden können (Thomson et al. 2009). 76 % der Vorschulkinder ab vier Jahren schluckten die Minitabletten unzerkaut. Anstelle der üblichen flüssigen Arzneiformen stellen Minitabletten somit eine vielversprechende alternative Darreichungsform für kleine Kinder dar.

Für eine breite Anwendung der Minitabletten ist jedoch ein kostengünstiges Herstellungsverfahren notwendig. Die Produktion im industriellen Maßstab muss daher kontinuierlich und mit großen Stückzahlen durchführbar sein. Mit Blick auf die bisher genannten Studien fällt jedoch auf, dass fast alle Arbeitsgruppen die Minitabletten lediglich im Labormaßstab entwickelt haben. Mit Ausnahme von Pich und Moest (1989) und Kraas (2005) wurden in den anderen genannten Studien Exzentertablettenpressen oder andere Laborpressen genutzt. Um eine bessere Übertragung der entwickelten Tablettenformulierungen auf die industrielle Produktion zu ermöglichen, wurden alle in der folgenden Arbeit entwickelten Minitabletten mit einer Rundläufertablettenpresse hergestellt. Betrachtet man die Größe der in bisherigen Studien entwickelten Minitabletten, so fällt auf, dass diese mindestens 1,5 mm Durchmesser aufweisen. Munday (1994) stellte Minitabletten der Größe 3,0 mm her. Obwohl Lennartz und Mielck bereits 1998 Tabletten von 1,5 mm bis 5,0 mm Durchmesser verglichen, wurden in den folgenden Jahren keine Studien mit Tabletten geringerer Größe publiziert. De Brabander et al. (2000) (2,0 mm), Lopes et al. (2006b) (2,5 mm), Saettone et al. (1995) (3,5 mm) und Goole et al. (2008) (> 3,0 mm) entwickelten wieder relativ große Minitabletten, da der Fokus auf den Applikationsort sowie veränderte Wirkstofffreisetzungen gelegt wurde. Pich und Moest (1989) wurde zwar ein Patent für 1,0 mm Minitabletten erteilt, die kleinsten beschriebenen Tabletten waren jedoch 1,5 mm groß. Erst seit den letzten Jahren ist es durch Weiterentwicklung der Tablettenstempel möglich geworden, mit Rundläufertablettenpressen Minitabletten kleiner 1,5 mm herzustellen. In dieser Arbeit sollten erstmalig Minitabletten mit 1,0 mm Durchmesser an einer Rundläufertablettenpresse entwickelt werden. Bezogen auf die Anwendbarkeit in der pharmazeutischen Industrie müssen jedoch Einschränkungen gemacht werden. Da die Produktion auf Grund der geringen Masse zeitaufwändig ist, können die Minitabletten die in großen Mengen herstellbaren Pellets nicht ersetzen. Industrielle Anwendung können die 1,0 mm Minitabletten allerdings in der Umgehung von bestehenden Pelletpatenten finden.

1.2. Geschmacksmaskierung fester Arzneiformen

Geschmack

Der Geschmack ist ein komplexer Sinneseindruck welcher sich aus einem Zusammenspiel verschiedener sensorischer Systeme ergibt. Insbesondere gustatorische und olfaktorische Reize, aber auch haptische und visuelle Eindrücke beeinflussen den Geschmack (Oram et al. 1995). Die Geschmacksempfindung des Einzelnen wird zusätzlich zu den rein sensorischen Signalen von subjektiven Faktoren beeinflusst. Dazu zählen unter anderem die Geschmackserfahrungen, das Alter und die jeweilige Stimmungslage (Dulac 2000).

Die gustatorischen Sinneseindrücke werden in Empfindungen wie salzig, sauer, bitter, süß und umami unterteilt. Einige Forschergruppen postulieren zusätzlich sensorische Systeme für Wasser (Gilbertson 2006) und Fettsäuren (Laugerette et al. 2007). Die Geschmacksknospen sind hauptsächlich an der Zunge, aber auch im Rachenraum, Gaumen und Kehlkopfbereich lokalisiert und detektieren die Geschmacksreize. Neueren Erkenntnissen zufolge sind die einzelnen Geschmacksrichtungen nicht bestimmten Arealen des Mund- und Rachenraumes zugeordnet. In jeder Geschmacksknospe befinden sich Rezeptoren aller Geschmacksrichtungen. Menge und Art der unterschiedlichen Geschmacksrezeptoren sind jedoch variabel. Auf molekularer Ebene erfolgt die Signaltransduktion des salzigen und sauren Geschmacks über Ionenkanäle. Die Geschmacksrichtungen bitter und umami werden über G-Proteine, der süße Geschmack sowohl über G-Proteine als auch über Ionenkanälen vermittelt (Gilbertson 2000).

Evolutionsbiologisch gesehen warnt insbesondere der bittere Geschmack vor Noxen und wird von den meisten Menschen als unangenehm empfunden. Viele Arzneistoffe weisen ebenfalls einen unangenehmen und oft bitteren Geschmack auf, der auch in der Arzneiform deutlich wahrnehmbar ist. Die Bereitschaft vieler Patienten, eine solche Arzneiform regelmäßig und dauerhaft zu schlucken, ist gering. Problematisch wird der unangenehme Geschmack mancher Arzneistoffe vor allem bei Kindern. Diese empfinden den bitteren Geschmack als besonders unangenehm und es kann dadurch zu Einnahmeverweigerung und damit zum Therapieversagen kommen. Arzneiformen ohne unangenehmen Geschmack liefern somit große Vorteile bezüglich der Compliance der Patienten. Durch die regelmäßigere Einnahme verglichen mit schlecht schmeckenden Arzneiformen ergibt sich ein therapeutischer Vorteil. Nicht nur flüssige Arzneizubereitungen, welche direkt mit den Geschmacksknospen interagieren können, sondern auch feste Arzneizubereitungen schmecken häufig unangenehm. Dies kann durch die Auflösung der Arzneiform im Mund oder Rachen bedingt sein. Unangenehmer Geschmack oder Geruch kann jedoch auch nach dem Schlucken über den Schlund bis zu den sensorischen Systemen von Zunge und Nase aufsteigen (Mennella und

Beauchamp 2008). Es ist somit nicht ausreichend, unangenehm schmeckende Arzneistoffe lediglich zu festen Arzneiformen zu verarbeiten. Auch für die festen Arzneiformen ist eine Geschmacksmaskierung von Vorteil.

Geschmacksmaskierung

Die Geschmacksmaskierung ist die Reduktion eines unangenehmen Geschmacks und kann durch unterschiedliche Verfahren erreicht werden. Da die Technologien zur Geschmacksmaskierung vielfältig sind und häufig in Kombinationen angewendet werden, wird in Abbildung 1 nur eine grobe Übersicht bzw. Einteilung gezeigt (nach Sohi et al. 2004; Douroumis 2007, Ayenew et al. 2009).

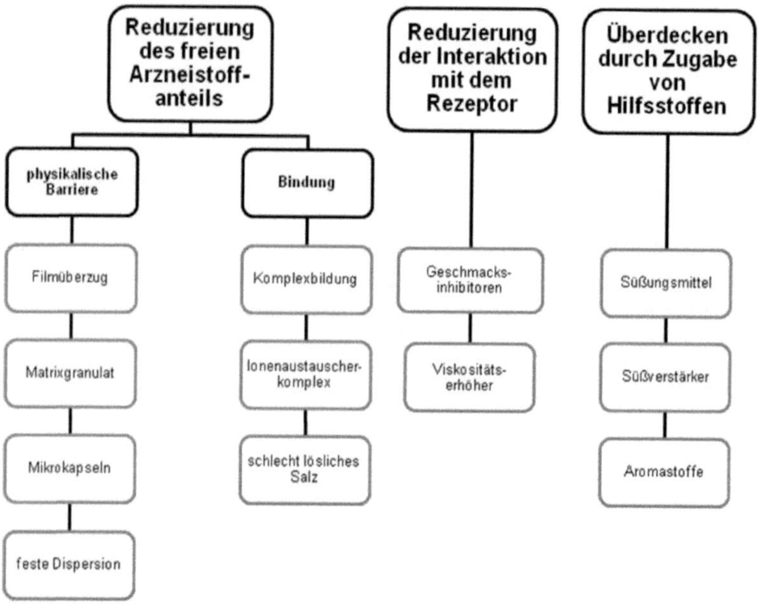

Abbildung 1: Mögliche Methoden zur Geschmacksmaskierung, modifiziert nach Sohi et al. (2004), Douroumis (2007), Ayenew et al. (2009).

Damit ein unangenehmer Geschmack nicht mehr wahrgenommen wird, kann die Interaktion zwischen den Geschmacksrezeptoren und der Substanz verhindert oder zumindest verringert werden. Dies kann durch eine physikalische Barriere um den unangenehm schmeckenden Arzneistoff oder die Arzneiform erreicht werden. Feste

Arzneiformen können unter anderem durch Granulieren, Mikroverkapseln, Herstellen einer festen Dispersion oder Überziehen der fertigen Arzneiform geschmacksmaskiert werden. Neben einer physikalischen Barriere kann der Arzneistoff abhängig von seinen Eigenschaften mit Komplexbildnern wie Cyclodextrinen komplexiert (Szejtli und Szente 2005; Woertz et al. 2010a) oder an einen Ionenaustauscher (Fu Lu et al. 1991) gebunden werden. Dadurch wird freier Arzneistoff entzogen, was die Interaktion mit den Geschmacksrezeptoren vermindert und dadurch zu einer Reduktion des Geschmacks führen kann. Zusätzlich zu den bisher genannten Methoden kann bei flüssigen Arzneiformen der Geschmack einer Suspension durch die Erhöhung der Viskosität reduziert werden. Feste Arzneistoffpartikel in der Suspension lösen sich nur teilweise und gelangen in geringerer Konzentration an die Geschmacksknospen (Sohi et al. 2004). Der pH-Wert in flüssigen Systemen kann z.B. durch ein Mikromilieu um Suspensionspartikel verändert werden. Dazu werden Substanzen, die den pH-Wert beeinflussen in die Partikel oder in Form eines Filmüberzugs auf die Partikel aufgebracht. Im Suspensionsmedium lösen sich diese Substanzen langsam und verändern den pH-Wert der direkten Umgebung des Partikels. Bei unangenehm schmeckenden Arzneistoffen, die zusätzlich eine pH-abhängige Lösungsgeschwindigkeit aufweisen, kann somit die Auflösung und damit der Geschmack verringert werden.

Eine weitere Möglichkeit der Geschmacksmaskierung bietet die Inhibition der Interaktion zwischen Geschmacksknospen und Arzneistoff (Lyall et al. 2010). Dabei handelt es sich meist um Lipoproteine wie das Adenosinmonophosphat mit einer hohen Affinität zu den Geschmacksrezeptoren. Weniger lipophile bittere Substanzen werden von den Rezeptorbindungsstellen verdrängt und der bittere Geschmack wird nicht mehr detektiert.

Durch die Zugabe von diversen Hilfsstoffen können sowohl feste als auch flüssige Arzneiformen im Geschmack verbessert werden. Hierbei soll der tatsächliche Geschmack durch die Anwesenheit verschiedener Hilfsstoffe überdeckt werden. Eingesetzt werden vor allem Süßungsmittel und Aromastoffe, aber auch Aminosäuren oder Lecithin (Miyanaga et al. 2002; Hashimoto et al. 2007).

Einige sehr unangenehm schmeckende Arzneistoffe sind gut löslich oder müssen für eine therapeutische Wirkung in hohen Dosierungen eingesetzt werden. Um trotzdem eine ausreichende Geschmacksmaskierung zu erreichen, werden Partikel mit diesen Wirkstoffen häufig mit einem Film überzogen. Die alleinige Gabe von Süß- oder Aromastoffen ist in vielen Fällen nicht ausreichend. In der Literatur ist eine große Anzahl von Beispielen zu finden, wobei diese nach der Art des Überzugs (Polymere, Lipide), dem jeweiligen Lösungsmittel (wässrig, nicht-wässrig) und der Anzahl der aufgebrachten Schichten unterteilt werden können. Obwohl das Überziehen einer festen Arzneizubereitung meist den Geschmack erfolgreich maskiert, können Defekte und Risse im Film zu einer Freisetzung des Arzneistoffs führen. Selbst bei einer geringen Menge freigesetzten Arzneistoffes kann dadurch die Geschmacksreduktion zu gering sein (Ayenew et al. 2009). Trotzdem ist eine physikalische Barriere wie ein Filmüberzug auf einer Arzneiform eine der erfolgreichsten Methoden zur Geschmacksmaskierung. Nachteilig ist allerdings, dass dafür ein weiterer, separater Herstellungsschritt nötig ist.

Das Einbetten des Arzneistoffes in eine Lipidmatrix kann ebenfalls zu festen Arzneiformen mit reduziertem Geschmack führen. Yajima et al. (1999) arbeiteten das stark bittere Clarithromycin in eine Wachsmatrix ein und erreichten somit eine Geschmacksverbesserung. Suzuki et al. (2003) entwickelten Paracetamolkautabletten mit einer Lipidmatrix und fügten zur zusätzlichen Geschmacksverbesserung Süßstoffe hinzu. Michalk et al. (2008) entwickelten Lipidextrudate, wobei durch eine Verringerung des Düsendurchmessers von 1 mm auf 0,3 mm eine verbesserte Geschmacksmaskierung erreicht wurde. Lipidmatrixes mit einem Düsendurchmesser von bis zu 0,2 mm wurden von Witzleb et al. (2011a) erfolgreich entwickelt. Auch hier konnte eine Geschmacksmaskierung erreicht werden. Durch die Kaltextrusion von Natriumbenzoat mit Lipiden und die Ausrundung der Extrudate zu Pellets konnten durch Krause und Breitkreutz (2010) eine Geschmacksmaskierung erzielt werden. Das Einbetten eines unangenehm schmeckenden Arzneistoffes in eine Lipidmatrix stellt somit eine vielversprechende Methode zur Geschmacksmaskierung dar. Vorteilhaft ist im Vergleich zu den überzogenen festen Arzneiformen, dass für die Geschmacksmaskierung kein zusätzlicher Prozessschritt durchgeführt werden muss.

Patentsituation

In den Jahren 1997 – 2007 wurde knapp ein Drittel der Patentanträge (27 %) zur Geschmacksmaskierung durch Überziehen von festen Arzneiformen gestellt (Abbildung 2).

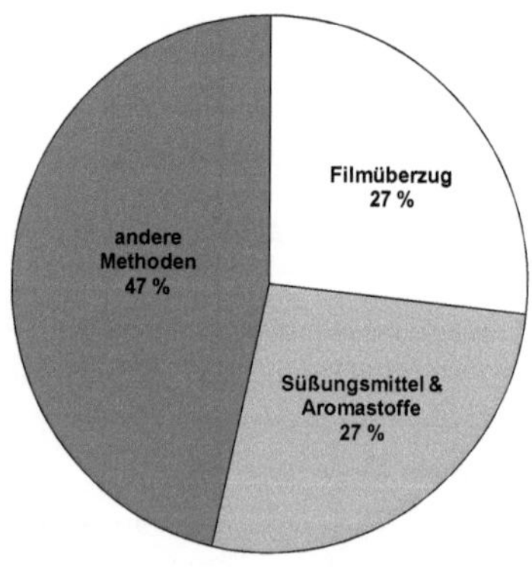

Abbildung 2: Patentanträge bezogen auf die angewendete Methode der Geschmacksmaskierung (1997 – 2007) (Ayenew et al. 2009).

Ein ähnlicher Anteil an Patenten wurde für die Geschmacksmaskierung von Arzneiformen durch den Einsatz von Süßungsmitteln oder Aromastoffen beantragt. Alle anderen Methoden wie zum Beispiel Mikroverkapselung, Herstellung einer festen Dispersion oder auch Komplexbildung wurden jeweils nur zu kleinen Teilen verwendet, ergeben jedoch insgesamt einen Anteil von etwa 47 %.

Von 1997 bis 2004 wurde die Geschmacksmaskierung in den meisten Patenten durch die Zugabe von Süßungsmitteln zur Arzneiform erreicht. Von 2004 bis einschließlich 2007 blieben die Zahlen konstant. Im Gegensatz dazu stieg die Zahl angemeldeter Patente zur Geschmacksmaskierung von Arzneiformen mittels Überziehens über den gesamten Zeitraum deutlich an. Insgesamt ergab sich eine Steigerung um 78 %. Zwischen 2005 und 2007 enthielten 55,5 % aller Patente zur Geschmacksmaskierung das Überziehen bzw. Schaffen einer physikalischen Barriere als Maskierungsmethode. Unterschiedliche Ansätze wurden patentiert; einfache Überzüge (Chen und Bunick 2006), mehrschichtige Filmüberzüge (Sue und Wang 2001; Nichols et al. 2007), bis hin zu aromatisierten Filmüberzügen (Parikh et al. 2002; Dumont und Roch 2006). Der große Anteil dieser Methode spiegelt die Erfolgswahrscheinlichkeit zur Geschmacksmaskierung wider. Trotzdem führt das Überziehen von Arzneiformen nicht immer zu einer erfolgreichen Geschmacksmaskierung.

Arzneistoff-Charakteristika wie das Ausmaß des unangenehmen Geschmacks, die therapeutische Dosis, die Löslichkeit aber auch die Partikelgrößenverteilung sind von Bedeutung bei der Wahl der geeigneten Geschmacksmaskierungsmethode (Ayenew et al. 2009). Folglich muss die Wahl des geschmacksmaskierenden Verfahrens individuell auf jeden Arzneistoff angepasst werden.

1.3. Möglichkeiten und Grenzen der Geschmackserfassung

Der Geschmack von Arzneistoffen und deren Darreichungsformen wird unter anderem durch *human taste panels*, am Tiermodell oder über elektronische Zungen analysiert. Die Beurteilung des Geschmacks erfolgt bei einem *human taste panel* durch speziell geschulte Versuchspersonen. Die Geschmackstester beurteilen den Geschmack von Arzneiformen und somit den Erfolg einer Geschmacksmaskierung. Das noch unbekannte Toxizitätspotential von neuen Arzneistoffen limitiert jedoch die Anwendbarkeit der menschlichen Geschmackstests. Zusätzlich schränkt die Subjektivität des menschlichen Geschmacks die Aussagekraft der Geschmacksstudien ein (Cram et al. 2009). Eine weitere Herausforderung sind Geschmacksstudien für Kinder, da aufgrund ethischer Bedenken in Deutschland keine Geschmackstests an gesunden Kindern zugelassen sind. Selbst wenn es im Zuge einer klinischen Studie an Kindern auch zum Testen des Geschmacks kommt, können junge Kinder den Geschmack häufig nicht differenziert genug vermitteln (Davies und Tuleu 2008; Cram et al. 2009).

Eine Alternative zu den menschlichen Geschmackstests bieten Tiermodelle. Da jedoch bisher nicht eindeutig geklärt ist inwieweit sich die tierische Geschmacksempfindung auf den Menschen übertragen lässt, bieten sich diese Geschmackstests vor allem für Tierarzneimittel an. Eine weitere vielversprechende Option zur Geschmackserfassung stellt die elektronische Zunge dar.

Elektronische Zunge

Elektronische Zungen sind analytische Sensorsysteme, die über ein potentiometrisches Messprinzip Rückschlüsse auf den Geschmack von Flüssigkeiten ermöglichen können. Über Sensoren mit Lipidmembranen werden im Vergleich zu Referenzelektroden elektrochemische Potentiale gemessen. Die in den Probelösungen vorhandenen chemischen Substanzen binden in unterschiedlichem Maß an die Lipidmembranen und bewirken so Potentialänderungen. Vorhergehende Kalibrierungen mit den entsprechenden Substanzen und multivariate Datenanalyse lassen Rückschlüsse auf Geschmacksveränderungen bis hin zur Geschmacksmaskierung zu (Anand et al. 2007; Ciosek und Wroblewski 2007).

Eine breite Anwendung finden die Systeme schon seit längerem in der Nahrungsmittelindustrie zur Qualitätskontrolle oder zum Vergleich von Markenprodukten. In zahlreichen Studien wurde über den Vergleich verschiedener Weine (Legin et al. 1999), Biere (Rudnitskaya et al. 2009), Reissuppen bis hin zu Olivenöl und Fruchtsäften (Ciosek und Wroblewski 2007) berichtet. Verwandte Systeme werden auch in der Umweltwissenschaft eingesetzt. Dort werden sie zur Analyse von Wasserqualitäten (Rudnitskaya et al. 2001), Fermentationsprozessen (Turner 2003) oder zur Detektion von Endotoxinen oder Pestiziden (Ciosek und Wroblewski 2007) genutzt. Mittlerweile gibt es sogar Ansätze, die elektronische Zunge zur Diagnose von toxischen Substanzen in Blut oder Urin einzusetzen (Ciosek und Wroblewski 2007; Kobayashi et al. 2010).

Während der letzten Jahre gewannen die elektronischen Zungen auch in der Pharmazie immer mehr an Bedeutung. Vorteilhaft kann insbesondere der Einsatz des elektronischen Sensorsystems bei toxischen Arzneistoffen sein. Dadurch könnte die Zahl an menschlichen Geschmackstests in Zukunft verringert werden. Vor allem bei Stoffgemischen bietet die elektronische Zunge eine Möglichkeit, Geschmacksveränderungen zu analysieren. UV-Spektroskopie und HPLC-Analytik können lediglich die Mengen der einzelnen Substanzen in der Probelösung bestimmen. Synergistische Effekte auf den Geschmack lassen sich dadurch allerdings nicht detektieren.

Anwendungsgebiete der elektronischen Zungen in der Pharmazie sind Qualitätskontrolle, Bestimmung des Geschmacks von Arzneistoffen, Vergleich von

Generika mit bereits existierenden Produkten oder auch die Entwicklung von geschmacksmaskierten flüssigen und festen Arzneiformen (Woertz et al. 2010b).

Analyse der Geschmacksmaskierung fester Arzneifomen

Mittlerweile werden die elektronischen Zungen auch verstärkt zur Detektion des Geschmacks von festen Darreichungsformen genutzt. Da bisher lediglich partikelfreie Flüssigkeiten vermessen werden konnten, muss der Arzneistoff aus festen Arzneiformen zuerst freigesetzt werden. Das Freisetzungsmedium wird anschließend mittels der elektronischen Zunge untersucht.

In der Literatur wurden die analytischen Sensorsysteme vergleichbar der UV-Spektroskopie oder der HPLC zur Bestimmung der Menge des freigesetzten Arzneistoffs eingesetzt. Kayumba et al. (2007) untersuchten mit Eudragit® E PO überzogene Chininsulfatpellets mittels einer elektronischen Zunge und ermittelten den Bitterwert. Die Arzneiform wurde über fünf Minuten freigesetzt und der gelöste Arzneistoff mittels der UV-Spektroskopie als komplementärer Technik detektiert. Jańczyk et al. (2010) entwickelten Mikropartikel mit Ibuprofen und Roxithromycin. Die Geschmacksmaskierung wurde durch den Überzug der Partikel mit Eudragit® L30D-55 erreicht. Ein Laborsystem mit acht potentiometrischen Sensoren wurde von Jańczyk et al. (2010) zum Nachweis der Geschmacksmaskierung genutzt, ohne jedoch eine weitere analytische Methode zur Detektion des freigesetzten Arzneistoffs einzusetzen. Auch durch Einbettung eines Arzneistoffes in eine Lipidmatrix konnte eine Geschmacksmaskierung mit der elektronischen Zunge nachgewiesen werden. Krause und Breitkreutz (2010) entwickelten Lipidpellets mit bis zu 80 % Beladung des salzig und bitter schmeckenden Natriumbenzoats. Nach Freisetzung der Arzneiformen wurden die Medien sowohl mit der elektronischen Zunge als auch mit der UV-Spektroskopie untersucht. Eine Geschmacksmaskierung von einigen Minuten konnte nachgewiesen werden. Die Menge des freigesetzten Arzneistoffes bestimmt durch UV-Spektroskopie und durch die elektronische Zunge korrelierten mit einem R^2 von 0,996. Schnell zerfallende Tabletten mit geschmacksmaskiertem Arzneistoff wurden von Li et al. (2007) entwickelt. Durch die Ionenaustauscherpolymere Amberlite IRP64 und Carbopol 917P wurde der Arzneistoff komplexiert, was zu einer Reduktion des Geschmacks führte. Mittels eines statistischen Versuchsplanes zum Arzneistoff/Polymer-Verhältnis und dem pH-Optimum wurde die beste Rezeptur durch Einsatz der elektronischen Zunge ermittelt.

Neue Entwicklungen lassen mittlerweile eine Geschmacksmessung während des Zerfalls von festen Arzneiformen zu. Harada et al. (2010) untersuchten schnell zerfallende Tabletten mit Propiverinhydrochlorid bereits während des nicht abgeschlossenen Zerfalls. Geschmacksdaten wurden sowohl nach 15 Sekunden Zerfall, als auch nach kompletter Auflösung der Tablette generiert. Verglichen mit der UV-Spektroskopie nach vollständiger Freisetzung, kann die bereits parallel zum Zerfall laufende Messung mit der elektronischen Zunge zusätzliche Geschmacksinformationen generieren.

Mittels analytischer Methoden wie der UV-Spektroskopie oder der HPLC kann zwar generell der Gehalt von Substanzen bestimmt werden, deren Einfluss auf den Geschmack bleibt jedoch unberücksichtigt. Feste orale Darreichungsformen sind in der Regel Vielkomponentengemische. Hilfsstoffe können dabei einen synergistischen Effekt auf den Geschmack haben, der durch Gehaltsbestimmungsmethoden nicht adäquat nachverfolgt werden kann. Die elektronischen Zungen wurden deswegen auch bei festen Arzneistoffen zur Detektion des Geschmacks von Substanzgemischen eingesetzt und zeigten sich dort der reinen Gehaltsbestimmung überlegen (Tokuyama et al. 2009). Rachid et al. (2010) entwickelten geschmacksmaskierte sublinguale Epinephrintabletten. Die Überdeckung des bitteren Geschmacks durch eine Kombination von Zitronensäure, Acesulfam-Kalium und Aspartam konnte durch die elektronische Zunge mittels Bestimmung des Bitterwertes detektiert werden.

Im Gegensatz zu den meisten flüssigen Arzneiformen, bei denen der Geschmack sofort sensorisch erfasst wird, ergibt sich bei festen Arzneiformen eine zeitabhängige Veränderung des Geschmacks. Je länger die Arzneiform im Mund- und Rachenraum des Patienten verweilt, desto mehr Arzneistoff kann sich lösen und mit den Geschmacksknospen interagieren. Von den genannten Studien haben bisher jedoch nur Kayumba et al. (2007), Krause (2008), Tokuyama et al. (2009) und Harada et al. (2010) die Geschmacksveränderung über die Zeit betrachtet. Alle anderen beschriebenen Untersuchungen bezogen sich auf komplett aufgelöste feste Arzneiformen. Zwar haben Kayumba et al. (2007) und Tokuyama et al. (2009) Geschmacksproben nach unterschiedlichen Zeitpunkten vermessen, es wurden jedoch keine absoluten Mengen des freigesetzten Arzneistoffs berechnet. Obwohl parallele UV und HPLC-Analysen Einsicht in das Freisetzungsverhalten der Arzneiformen ermöglichten, war es auf Grund der unterschiedlichen Probenvorbereitungen nicht möglich, eine Korrelation zu den Geschmacksdaten herzustellen. Lediglich Krause (2008) stellte eine Verbindung zwischen den Geschmacksdaten mit den durch UV-Spektroskopie erhaltenen Arzneistoffkonzentrationen her. Am Beispiel von Natriumbenzoat in demineralisiertem Wasser als Freisetzungsmedium konnten gute Korrelationen erhalten werden. Die Übertragbarkeit dieser Korrelationen auf andere Arzneistoffe ist bisher nicht näher erforscht worden. Möglichkeiten und Grenzen der Geschmackserfassung mit Hilfe der elektronischen Zunge sollen deswegen an festen Arzneiformen mit drei strukturell unterschiedlichen Arzneistoffen ermittelt werden. Zusätzlich zur Geschmackserfassung der Arzneistoffe sollen für feste Arzneiformen spezifische Einflüsse analysiert werden. Neben dem Einfluss von Hilfsstoffen wie z.B. Filmpolymeren und Tensidzusatz soll dabei der Effekt von Pufferlösungen als Freisetzungsmedien auf die Geschmacksanalyse mittels der elektronischen Zunge untersucht werden.

2. Zielsetzung der Arbeit

Ziel dieser Arbeit ist die Entwicklung und Charakterisierung von geschmacksmaskierten, multipartikulären oralen Arzneiformen. Dabei sollen drei bittere Modellarzneistoffe unter Anwendung von gängigen Geschmacksmaskierungsmethoden verarbeitet werden. Der Fokus dieser Arbeit liegt einerseits auf der Entwicklung der multipartikulären Arzneiformen und andererseits auf der Geschmacksanalyse der finalen Produkte.

- **Geschmacksmaskierung durch Überziehen von Arzneiformen - Herstellung von Minitabletten**

Als Vertreter multipartikulärer Arzneiformen werden Minitabletten von 2 mm und erstmals auch 1 mm Durchmesser hergestellt. Dabei sollen insbesondere die Beladungsgrenzen und Formulierungseinflüsse auf die mechanischen Eigenschaften der Minitabletten untersucht werden. Nach einem geschmacksmaskierenden Überzugsschritt der Minitabletten soll die Güte der Geschmacksmaskierung mittels einer elektronischen Zunge analysiert und bewertet werden.

- **Geschmacksmaskierung durch Einbettung von Arzneistoffen in eine Matrix durch die Herstellung von Lipidextrudaten**

In dieser Arbeit sollen geschmacksmaskierte Lipidmatrixextrudate entwickelt werden. Die Einflüsse von Formulierung und Beladung der Extrudate auf das Freisetzungsverhalten während der ersten 300 Sekunden sollen untersucht werden. Die Güte der Geschmacksmaskierung soll abschließend mittels einer Geschmacksanalyse beurteilt werden.

- **Bestimmung von Möglichkeiten und Grenzen der elektronischen Zunge bei der Geschmacksanalyse von festen Arzneiformen**

Am Beispiel von festen Arzneiformen mit nur einer löslichen Komponente soll die quantitative Detektion des Arzneistoffs und anschießende Korrelation der Ergebnisse mit einer Referenzmethode analysiert werden. Für feste Arzneiformen mit mehreren löslichen Komponenten sollen mögliche zeitabhängige Geschmacksintensivierungen oder Geschmacksveränderungen detektiert werden.

3. Ergebnisse und Diskussion

3.1. Chininhydrochlorid

3.1.1. Einleitung

Eine erfolgreiche Geschmacksmaskierung hängt sowohl von der gewählten Methode, als auch von den Eigenschaften und der Konzentration der unangenehm schmeckenden Substanz ab (Ayenew et al. 2009). Ein Ziel dieser Arbeit war die Entwicklung und Charakterisierung von geschmacksmaskierten festen multipartikulären Arzneiformen. Als erster Modellarzneistoff wurde das extrem bittere Chininhydrochlorid mit einem Bitterwert von 200.000 ausgewählt. Dies bedeutet nach Definition des Europäischen Arzneibuchs, dass 1 g Arzneistoff in 200 Litern Wasser von Probanden immer noch als bitter wahrgenommen wird (Ph.Eur. 2010). Die kationische Substanz wird therapeutisch vor allem für die Behandlung der komplizierten Malaria tropica bei Kindern eingesetzt. Der hohe Bitterwert und die Menge Arzneistoff, die als therapeutische Dosierung benötigt wird (10 mg/kg Körpergewicht, WHO 2010), erschweren die Entwicklung einer geschmacksmaskierten Arzneiform. Um flexible Dosierungen und die Anwendbarkeit für Kinder zu ermöglichen, sollten in der vorliegenden Arbeit überzogene Minitabletten und Matrixextrudate als Vertreter multipartikulärer Arzneiformen entwickelt werden. Abschließend sollte der Geschmack mittels einer elektronischen Zunge analysiert und die Güte der Geschmacksmaskierung beurteilt werden.

3.1.2. Charakterisierung des Arzneistoffs

Physikalische Eigenschaften von Arzneistoffen können einen entscheidenden Einfluss auf die Verarbeitung zu Arzneiformen haben. Dabei können die individuellen Charakteristika der Arzneistoffe entweder direkt die Herstellung der Arzneiform beeinflussen oder die Qualität indirekt über Eigenschaften wie der Fließfähigkeit (Abschnitt 3.1.3.2) mitbestimmen. Am Beispiel der Tablettierung sind in der Literatur bereits seit langem die Einflüsse von Partikelgröße und -form untersucht und diskutiert worden. Als Faustregel für plastische Substanzen gilt dabei, dass druckfestere Tabletten durch kleinere Ausgangspartikel mit unregelmäßiger Form entstehen (McKenna und McCafferty 1982). Auf Grund der größeren spezifischen Partikeloberfläche können während des Verpressens vermehrt neue Bindungen zwischen den Partikeln entstehen, was zu härteren Tabletten führt. Eine unregelmäßige Form der Partikel resultiert in druckfesteren Tabletten, da zwischen den Partikeln mehr Verzahnungen auftreten (Shotton und Obiorah 1975). Nadelförmige Partikel hingegen sind häufig problematisch in der Verarbeitung. Sowohl beim Tablettieren als auch in der Extrusion können diese die Formulierungsentwicklung erschweren (Witzleb et al. 2011b).

Da die Tablettenfestigkeit bzw. -oberfläche entscheidende Parameter bei dem geplanten geschmacksmaskierenden Filmüberzugsschritt darstellen, wurden die Partikelgrößenverteilung und Partikelform des Arzneistoffs untersucht.

Partikelgrößenverteilung und Partikelform

Bereits durch optische Betrachtung des Ausgangsmaterials wurde eine sehr heterogene Größenverteilung des Chininhydrochloridpulvers deutlich. Der Arzneistoff bestand teilweise aus mehreren Millimeter großen Agglomeraten, die durch Vermengen des Pulvers oder auch durch leichten Druck nicht zerstört werden konnten. Durch eine Siebanalyse (vgl. Abschnitt 6.3.1) des Chininhydrochlorids konnte der optische Eindruck bestätigt werden (Abbildung 3). Nach der Siebanalyse des heterogenen Materials lagen 20 % des Arzneistoffs in Agglomeraten größer 1000 µm vor. Auf Grund der vorliegenden Agglomerate konnte durch die Siebanalyse keine Aussage über die tatsächliche Partikelgrößenverteilung getroffen werden.

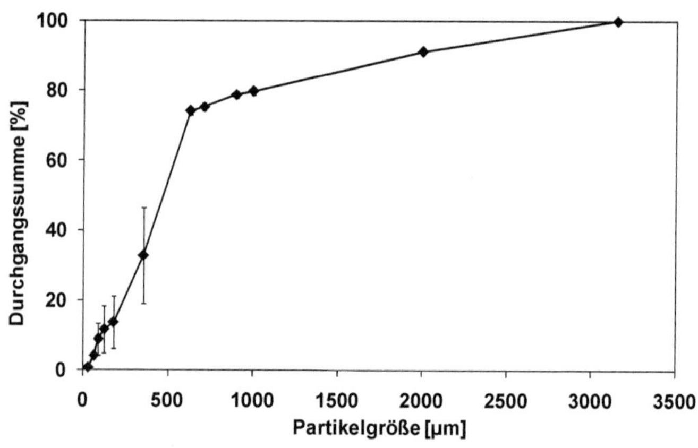

Abbildung 3. Siebanalyse von Chininhydrochlorid. (n = 3, MW ± s)

In Hinblick auf die Weiterverarbeitung des Chininhydrochlorids zu 1 mm Minitabletten, Trockengranulaten oder Extrudaten sind derart große Agglomerate als problematisch anzusehen. Um die Herstellungsprozesse möglichst robust zu gestalten, wurden in allen weiteren Versuchen Chininhydrochloridagglomerate größer 800 µm abgesiebt. Die Partikelgrößenverteilung des resultierenden Arzneistoffpulvers wurde mittels der

Laserdiffraktometrie (vgl. Abschnitt 6.3.2) bestimmt. Die während des Messvorgangs benötigte Druckluft, um die Probe vor den Laserstrahl zu befördern, führte zu einer teilweisen Zerstörung der Agglomerate. Somit ergab sich im Vergleich zur Siebanalyse eine zu kleineren Werten verschobene Partikelgrößenverteilung (Tabelle 1). Eine breite Partikelgrößenverteilung mit teilweise großen Streuungen deutete auf das Vorhandensein von Agglomeraten hin.

Tabelle 1. Partikelgrößenverteilung von Chininhydrochlorid nach Siebung durch Sieb 800 µm mit der Laserdiffaktometrie bestimmt. (n = 3, MW ± s)

	d_{10} [µm]	d_{50} [µm]	d_{90} [µm]
Chininhydrochlorid	2,15 ± 0,17	11,0 ± 1,2	173 ± 69

Mit Blick auf die anschließende Tablettierung zu Minitabletten beeinflusst jedoch nicht nur die Partikelgrößenverteilung, sondern auch die Partikelform den weiteren Prozess.

Die rasterelektronenmikroskopische Aufnahme des Arzneistoffpulvers zeigte unregelmäßig geformte, plättchenartige Partikel, die zu Agglomeraten gehäuft vorlagen (Abbildung 4).

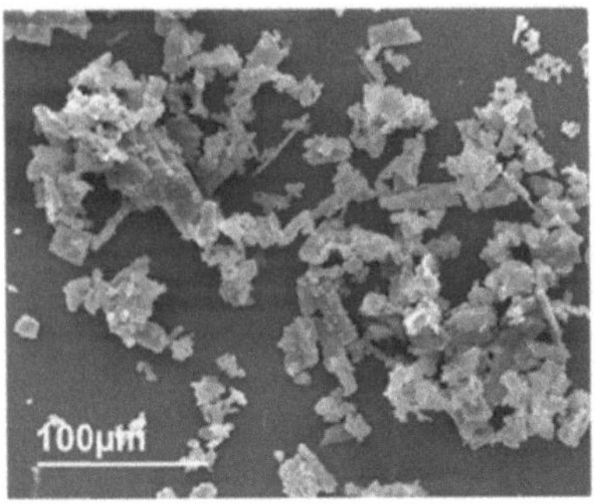

Abbildung 4. Rasterelektronenmikroskopische Aufnahme von Chininhydrochloridpulver.

Durch Absieben der Agglomerate > 800 µm wurden aufgrund der Partikelgröße keine Probleme während der folgenden Prozessschritte erwartet. Auch die unregelmäßige, plättchenartige Partikelform sollte für die Weiterverarbeitung vorteilhaft sein.

3.1.3. Herstellung und Charakterisierung von Minitabletten

3.1.3.1. Einleitung

Ein Großteil der auf dem Markt verfügbaren Arzneimittel enthalten feste Arzneiformen. Dabei handelt es sich meist um Tabletten, da diese schnell und kostengünstig hergestellt werden können. Sie weisen gute Lagerstabilitäten auf und werden vom Patienten generell akzeptiert. Mit geringerem Tablettendurchmesser steigt die Akzeptanz weiter an. Zur industriellen Produktion werden Rundläufertablettenpressen mit hohen Durchsatzraten von bis zu 1.000.000 Tabletten pro Stunde genutzt. Exzentertablettenpressen oder spezielle Laborpressen werden zur Formulierungsentwicklung oder lediglich zur Produktion kleiner Chargen verwendet.

Eine breite Anwendung von Minitabletten kann nur wirtschaftlich sinnvoll sein, wenn die Produktion im industriellen Maßstab an Rundläufertablettenpressen mit hohen Durchsatzraten erfolgen kann. Spezielle Mehrfachwerkzeuge zur Produktion konvexer Minitabletten unterschiedlicher Größe werden für Rundläuferpressen genutzt. Auch in dieser Arbeit wurden alle Minitabletten mittels 19-fach Mehrfachwerkzeugen an einer instrumentierten Rundläufertablettenpresse hergestellt.

Die besonderen Vorteile von Minitabletten und der aktuelle Stand der Wissenschaft wurden bereits in der Einleitung ausführlich dargestellt (Abschnitt 1.1).

3.1.3.2. 2 mm Minitabletten

Herstellung

Ein Ziel dieser Arbeit war die Entwicklung von Chininhydrochloridminitabletten mit möglichst hohem Arzneistoffanteil (vgl. Abschnitt 3.1.1). Zusätzlich sollten diese über robuste mechanische Eigenschaften verfügen, um einem geschmacksmaskierenden Überzugsschritt in einem Wirbelschichtgerät standzuhalten. Sprühgetrocknetes α-Lactose-Monohydrat wurde als Füllmittel in unterschiedlichen Konzentrationen eingesetzt. Crospovidon diente als Zerfallhilfsmittel, Magnesiumstearat als Schmiermittel und kolloidale Kieselsäure zur Fließregulierung. Die eingesetzten Basisrezepturen sind in Tabelle 2 dargestellt und die Herstellung der Tablettermischungen in Abschnitt 6.2.1.

Tabelle 2. Basisrezepturen der Chininhydrochloridminitabletten.

	Gehalt [%]
Chinin-HCl	70,0 / 80,0 / 90,0
Lactose	24,5 / 14,5 / 4,5
Crospovidon	2,0
Magnesiumstearat	3,0
kolloidale Kieselsäure	0,5

Auf Grund der hohen Tablettiergeschwindigkeiten der Rundläuferpressen wurden hohe Anforderungen an die Eigenschaften und die resultierenden Fließfähigkeiten der Tablettiermischungen gestellt (Yaginuma et al. 2007).

Fließfähigkeit

Zusätzlich zu den direkten Einflüssen der physikalischen Charakteristika von Arzneistoffen auf die Arzneiform (Abschnitt 3.1.2) ist die Fließfähigkeit der Tablettiermischungen ein entscheidender Faktor. Beim Tablettieren sichert frei fließendes Schüttgut den gleichmäßigen Fluss der Formulierung vom Füllschuh bis in die Matrize. Dies ist eine der grundlegenden Voraussetzungen für einheitliche Masse und Gehalt der resultierenden Tabletten (Kato et al. 2005). Außerdem können durch gute Fließeigenschaften der Tablettenformulierung Lufteinschlüsse im Pulverbett verhindert werden. Bei hohen Tablettiergeschwindigkeiten kommt es seltener zu Problemen wie Deckeln oder Laminieren.

Die Fließfähigkeit eines Pulvers ergibt sich aus dem Zusammenwirken vieler Faktoren, wie zum Beispiel der Partikelgröße, der Partikelgrößenverteilung, der Partikelform und der Oberflächenbeschaffenheit. Insbesondere bei der Produktion von Minitabletten ist auf Grund der kleineren Matrizenöffnungen eine ausreichende Fließfähigkeit der Formulierungen notwendig. Daher haben sich einige Arbeitsgruppen mit dem Einsatz direktverpressbarer Tablettierhilfsstoffe für die Minitablettierung beschäftigt (Flemming und Mielck 1995). Außerdem wurde das Fließen von Tablettierhilfsstoffen in die Matrizenöffnungen mit geringen Durchmessern untersucht (Kachrimanis et al. 2005).

Generell gilt, dass die Fließfähigkeit eines Pulvers mit steigender Partikelgröße verbessert wird. Partikel größer 250 µm gelten als frei fließend, Partikel kleiner als 100 µm meist als kohäsiv und Partikel kleiner 10 µm als extrem kohäsiv. Je enger die Größenverteilung, desto besser sind im Allgemeinen die Fließeigenschaften von Pulvern (Liu et al. 2008). Bei sphärischen Partikeln sind außerdem weniger interpartikuläre Kontaktstellen möglich, was zu geringeren Haftkräften und erleichtertem Fließen führt.

Bezogen auf das in dieser Arbeit verwendete Chininhydrochlorid ließen die relativ breite Partikelgrößenverteilung, die teilweise geringe Korngröße (Tabelle 1) und die unregelmäßig geformten Partikel (Abbildung 4) ein eher schlecht fließendes Pulver vermuten.

Zur Bestimmung der Fließfähigkeit wurde ein Ringschergerät zum Messen von Schüttgütern verwendet. Die Funktionsweise und der Messablauf der Ringscherzelle werden in Abschnitt 6.3.3 beschrieben. Der ff_c-Wert als charakteristische Kennzahl zur Beurteilung der Fließfähigkeit, lässt sich aus den Messdaten der Ringscherzelle berechnen. Die Fließfähigkeit von unterschiedlichen Pulvern kann verglichen und anhand der Einteilung des Fließverhaltens nach Jenike (1970) beurteilt werden (Tabelle 3).

Tabelle 3. Einteilung des Fließverhaltens nach Jenike (1970).

ff_c	Fließverhalten
$ff_c < 1$	nicht fließend
$1 < ff_c < 2$	sehr kohäsiv
$2 < ffc < 4$	kohäsiv
$4 < ff_c < 10$	leicht fließend
$ff_c > 10$	frei fließend

Die berechneten ff_c-Werte des Chininhydrochlorids und der Tablettiermischungen variierten zwischen 2,50 und 11,17. Dabei zeigte das reine Arzneistoffpulver ein deutlich kohäsives Fließverhalten (Tabelle 4). Zur Verbesserung der Fließfähigkeit werden kohäsive Arzneistoffe häufig granuliert (Kleinebudde 2004). In dieser Arbeit erfolgte dies durch Trockengranulation mittels eines Walzenkompaktors (Abschnitt 6.2.2). Durch die Granulierung des Chininhydrochlorids konnte ein leicht fließendes Arzneistoffgranulat hergestellt werden.

Tabelle 4. ff_c-Werte des gesiebten Chininhydrochlorids (Chinin-HCl 100 %), sowie nach Trockengranulierung (Chinin-HCl kompaktiert 100 %).

	ffc	
	1. Messung	2. Messung
Chinin-HCl 100 %	2,71	2,50
Chinin-HCl kompaktiert 100 %	5,63	5,62

Alle Formulierungen mit Chininhydrochloridgranulat zeigten verbesserte Fließeigenschaften (Tabelle 5). Um den durch die Walzenkompaktierung zusätzlichen Prozessschritt zu vermeiden, sollte eine fließfähige direktverpressbare Tablettiermischung entwickelt werden. Trotz der hohen Anteile des schlecht fließenden Chininhydrochlorids sollten gute Fließeigenschaften erzielt werden. Sprühgetrocknete Lactose wurde in unterschiedlicher Konzentration mit dem Arzneistoffpulver bzw. dem trockengranulierten Arzneistoff gemischt. Um eventuellen Entmischungen vorzubeugen, wurde der Füllstoff in der fertigen Tablettiermischung mit allen anderen Bestandteilen kompaktiert. Die Beimischung des frei fließenden Füllstoffs und die Trockengranulation verbesserte bei allen Tablettiermischungen die Fließfähigkeit (Tabelle 5). Mit steigendem Anteil an frei fließendem Füllstoff wurde die Fließfähigkeit der Tablettiermischungen immer weiter verbessert. Die besten Ergebnisse konnten durch Trockengranulation des reinen Wirkstoffs und Zumischung von frei fließender Lactose erreicht werden. Verglichen mit diesen Formulierungen führte die Kompaktierung der gesamten Mischung zu schlechteren Fließfähigkeiten, da vermutlich durch die Granulation die sphärische Partikelform der Lactose zerstört wurde.

Tabelle 5. ff_c-Werte der Tablettierformulierungen mit unterschiedlichem Arzneistoffanteil. Chininhydrochloridpulver (Chinin-HCl), trockengranulierter Arzneistoff (Chinin-HCl kompaktiert), komplette Mischung trockengranuliert (komplette Formulierung kompaktiert).

	ffc		Bezeichnung
	1. Messung	2. Messung	
Chinin-HCl 70 %	5,13	5,18	direkt 70
Chinin-HCl 80 %	4,83	4,53	direkt 80
Chinin-HCl 90 %	4,99	5,00	direkt 90
Chinin-HCl kompaktiert 70 %	11,17	10,14	gran 70
Chinin-HCl kompaktiert 80 %	9,90	9,52	gran 80
Chinin-HCl kompaktiert 90 %	8,61	8,19	gran 90
komplette Formulierung kompaktiert 70 %	6,34	6,54	kompl. gran 70
komplette Formulierung kompaktiert 80 %	6,14	5,90	kompl. gran 80

Entsprechend der Charakterisierung des Fließverhaltens nach Jenike (1970), konnten alle Formulierungen mindestens als leicht fließend bezeichnet werden. Die Tablettiermischung aus 70 % Chininhydrochloridgranulat und der größten Menge frei fließendem Füllstoff war sogar frei fließend.

Charakterisierung

Alle Formulierungen ließen sich bei Pressdrücken von 33 bis 100 MPa zu 2 mm Minitabletten mit glatten Oberflächen verpressen (Abschnitt 6.2.3).

Die hergestellten Minitabletten mit dem extrem bitteren Chininhydrochlorid sollten in einem anschließenden Prozessschritt durch einen Überzug geschmacksmaskiert werden. Um den erhöhten mechanischen Beanspruchungen in der Wirbelschichtapparatur standhalten zu können, mussten sie über robuste mechanische Eigenschaften verfügen. Bei instabilen Minitabletten könnte der Arzneistoff durch übermäßigen Abrieb oder Bruch der Minitabletten in den Filmüberzug eingearbeitet werden. Auf Grund der starken Bitterkeit des Arzneistoffs wäre dadurch eine Geschmacksmaskierung vermutlich nicht mehr erfolgreich. Da keine Spezifikation bezüglich der erforderlichen Bruchkräfte vorlag, war das Ziel der Pressversuche, möglichst stabile Minitabletten herzustellen, die trotzdem innerhalb kurzer Zeit in kleinere Bestandteile zerfielen.

Als Maß für die mechanische Stabilität wurde die Bruchkraft der Minitabletten untersucht. Dies ist die Kraft, die zum Zeitpunkt des Bruchs diametral auf die Tablette einwirkt. Als Sonderform der Pellets weisen Minitabletten aufgrund ihrer geringeren Größe auch bei der Bruchkraft eher Eigenschaften von Pellets als von Tabletten auf. Aufgrund der geringen Größe und Masse sowie einer Bruchkraft von höchstens 30 N sind die für Tabletten üblichen Stabilitätsuntersuchungen zu unempfindlich (Mitwollen 2002). Daher wurde die Bruchkraft mittels eines Druck-Zuggeräts detektiert, welches üblicher Weise zur Untersuchung der mechanischen Stabilität von Pellets eingesetzt wird (Salako et al. 1998) (Abschnitt 6.3.6).

Die detektierte Bruchkraft (F) ist von den Dimensionen der Tabletten abhängig. Da in der folgenden Arbeit Tabletten unterschiedlicher Größe verglichen werden, wurde die Druckfestigkeit (σ) nach Fell und Newton (1971) (Formel 1) berechnet.

$$\sigma = \frac{2 \cdot F}{\pi \cdot h \cdot d}$$

Formel 1

Die Druckfestigkeit ermöglicht Vergleiche zwischen Tabletten unterschiedlicher Größe, da die Einflüsse der Höhe (h) und des Durchmessers (d) mit in die Gleichung einbezogen werden. Obwohl die von Fell und Newton entwickelte Gleichung lediglich für plane Tabletten gilt, wurde sie in dieser Arbeit auch zur Berechnung der Druckfestigkeit von konvexen Minitabletten eingesetzt.

Pitt et al. (1988) erweiterten die Gleichung zwar auf Zylinder mit konvexen Oberflächen, allerdings wurden die Untersuchungen nicht an Tabletten durchgeführt. Pitt et al. (1988) nutzen bikonvexe Scheiben, bei denen die Höhe des zentralen Zylinders in etwa der Höhe der Kurvatur entsprach. Das Verhältnis aus Zylinderhöhe zum Durchmesser der Scheibe betrug auf Grund der geringen Gesamthöhe lediglich 0,06 bis 0,3. Da die Minitabletten aus dieser Arbeit jedoch in einer Wirbelschicht weiter verarbeitet werden sollten, wurde eine annähernd sphärische Form angestrebt. Im Laufe der Formulierungsentwicklung war das Verhältnis aus Höhe des zentralen Zylinders zum Durchmesser demnach immer größer als 0,3. Bereits Lennartz und Mielck (1998) beschrieben ausführlich die Nichtanwendbarkeit der Formel auf ihre annähernd sphärischen Minitabletten unterschiedlicher Größe. Daher wurde auch in dieser Arbeit in Ermangelung einer Alternative zur Berechnung der Druckfestigkeit weiterhin die für plane Tabletten geltende Formel 1 genutzt.

Vor den Bruchkraftuntersuchungen wurde die Höhe jeder einzelnen Minitablette mittels eines bildanalytischen Verfahrens bestimmt (Abschnitt 6.3.5). Daher war es möglich die Druckfestigkeit für jede Minitablette individuell zu berechnen. In Abbildung 5 sind die

Ergebnisse der Druckfestigkeitsuntersuchungen von jeweils 30 Minitabletten jeder Charge dargestellt. Für die Übersichtlichkeit der Ergebnisse sind *boxplots* mit dem entsprechenden Median und den 10 sowie 90 % Quantilen angegeben. Die Überschriften innerhalb der Grafik wurden entsprechend der verwendeten Tablettierformulierungen gewählt (vgl. Tabelle 5) und beziehen sich auf die drei unterhalb der Überschrift dargestellten *boxplots*. Innerhalb jeder *boxplot*-Gruppe wurden Minitabletten mit gleicher Formulierung (siehe Überschrift) und ansteigenden Pressdrücken untersucht.

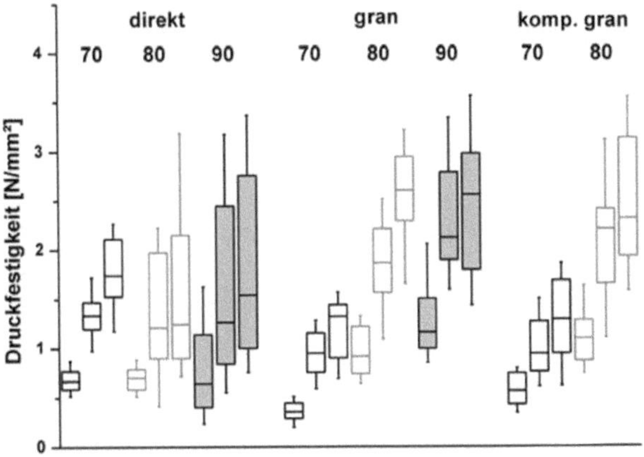

Abbildung 5. *Boxplots* mit Median, 10 und 90 % Quantilen der Druckfestigkeiten der 2 mm Chininhydrochloridminitabletten. Die Überschriften geben die verwendeten Tablettierformulierungen an und beziehen sich jeweils auf die drei darunter liegenden *boxplots*. Jede Formulierung wurde bei 33, 67 und 100 MPa verpresst und innerhalb jeder *boxplot*-Gruppe von links nach rechts mit ansteigenden Pressdrücken dargestellt. (n = 30)

Die Druckfestigkeit von Minitabletten aller Formulierungen war abhängig von den gewählten Pressdrücken. Der Median der berechneten Druckfestigkeiten sowie der gesamte Datenbereich aller Formulierungen wurde durch höhere Pressdrücke zu höheren Werten verschoben. Die ansteigenden Pressdrücke führten jedoch auch zu einer Verbreiterung der Verteilungen. Je stärker die Minitabletten verpresst wurden, desto größer waren die Streuungen der Druckfestigkeiten aller Minitabletten.

Auffallend war auch eine Abhängigkeit der Druckfestigkeit vom Arzneistoffgehalt der Minitabletten. Bei nahezu allen getesteten Tabletten konnte bei höherem Arzneistoffanteil eine höhere Druckfestigkeit detektiert werden. Bei gleichem Pressdruck ergab sich eine Reihenfolge der Druckfestigkeit bezogen auf den Arzneistoffanteil: 70 % < 80 % < 90 %. Insbesondere Minitabletten mit trockengranuliertem Wirkstoff (gran) oder der komplett kompaktierten Tablettiermischung (kompl. gran) zeigten deutliche Steigerungen der Druckfestigkeit bei steigendem Arzneistoffgehalt. Die einzige

Ausnahme bildeten Festigkeiten der direktverpressten Minitabletten mit 80 % und 90 % Chininhydrochlorid. Die detektierten Mediane ähnelten den Medianen der Druckfestigkeiten der direktverpressten Minitabletten mit 70 % Arzneistoff oder waren geringer. Allerdings zeigten die berechneten Druckfestigkeiten der Minitabletten dieser Formulierungen starke Schwankungen. Sowohl bei der 80 - als auch der 90 prozentigen Pulvermischung war das Tablettieren auf Grund von großen Schwankungen im Pressdruck nur schwer möglich (Tabelle 6).

Tabelle 6. Variationskoeffizienten [%] des Hauptdrucks beim Verpressen der Pulvermischungen.

	33 [MPa]	67 [MPa]	100 [MPa]
direkt 70 2,0 mm	3,05	3,23	3,51
direkt 80 2,0 mm	3,63	4,44	9,39
direkt 90 2,0 mm	9,93	5,43	6,31

Trotz der breiten Verteilung der Druckfestigkeitswerte, die aus dem Tablettierprozess resultierten, konnte ein Anstieg der Druckfestigkeiten bei steigendem Arzneistoffgehalt tendenziell beobachtet werden. Minitabletten fast aller Chargen führten mit steigenden Arzneistoffkonzentrationen zu breiteren Druckfestigkeitsverteilungen.

Nach Leuenberger und Rohera (1986) sind interpartikuläre Bindungen für die mechanische Stabilität von Tabletten verantwortlich. Chininhydrochlorid scheint verglichen mit den genutzten Tablettierhilfsstoffen stärker in der Lage zu sein, diese Bindungen auszubilden. In diesem Fall diente der sprühgetrocknete Füllstoff Laktose folglich nicht zur Verbesserung der mechanischen Stabilität, sondern verbesserte auf Grund seiner sphärischen Partikelform die Fließeigenschaften.

Bezogen auf den Arzneistoffgehalt wurde deutlich, dass eine Erhöhung zwar zu druckfesteren Minitabletten führte, diese jedoch im Allgemeinen weniger reproduzierbar hergestellt werden konnten.

Ausgehend von der Literatur wurde zudem erwartet, dass die Vorbehandlung des Chininhydrochlorids die Druckfestigkeit beeinflusst. Die Druckfestigkeit von Tabletten resultiert aus der Fähigkeit der Substanzen während des Verpressens interpartikuläre Bindungen auszubilden. Je mehr freie Bindungsstellen dafür zur Verfügung stehen, desto höher ist meist die mechanische Stabilität der Komprimate. Im Gegensatz zu Pulvern ist bei Trockengranulaten durch die Granulation bereits ein Teil der freien Bindungsstellen von Partikeln besetzt. Da diese allerdings zur Ausbildung von interpartikulären Bindungen nötig sind, können während des Tablettierens von Granulaten weniger neue Bindungen ausgebildet werden. Die resultierenden Tabletten weisen meist geringere Druckfestigkeiten auf (Malkowska und Khan 1983; Herting und Kleinebudde 2008).

Die Chininhydrochloridminitabletten konnten nicht in diese bekannten Zusammenhänge eingeordnet werden. Die Vorbehandlung des Chininhydrochlorids hatte demnach keinen reproduzierbaren Einfluss auf die Höhe der Druckfestigkeiten. Dies konnte zum einen durch die allgemein breite Verteilung der Druckfestigkeitsergebnisse erklärt werden, zum anderen durch das Fehlen von reproduzierbaren Vergleichswerten. Die Mediane der 70 prozentig beladenen Minitabletten mit trockengranuliertem Arzneistoffanteil sowie den komplett granulierter Formulierung lagen alle unterhalb der korrespondierenden Mediane der direkt verpressten Minitabletten. Die Einordnung der restlichen Minitabletten mit granuliertem Anteil höherer Arzneistoffkonzentration war nicht möglich, da aufgrund des Tablettierprozesses keine reproduzierbaren direkt verpressten Minitabletten gleicher Arzneistoffkonzentration produziert werden konnten. Die Trockengranulation des Chininhydrochlorids führte demnach bei Arzneistoffkonzentrationen von 80 und 90 % zu Minitabletten mit reproduzierbareren Druckfestigkeiten. Dies wurde durch die geringeren 10 und 90 % Quantile der untersuchten Chargen deutlich.

Die insgesamt breiten Verteilungen der Druckfestigkeiten konnten nicht allein auf die schwankenden Pressdrücke zurück geführt werden. Bereits bei Mitwollen (2002) fielen große Variationskoeffizienten in der Bruchkraft nach Bestimmung am Druck-Zuggerät auf. Fell und Newton (1971) stellten fest, dass ein Bruch, der die Tablette nicht halbiert, sondern in viele kleine Teile zerstört, zu hohen Standardabweichungen führen kann. Auch bei den Chininhydrochloridminitabletten konnte nicht garantiert werden, dass die diametrale Kraft während des Bruchtests die Tablette lediglich halbiert. Dies kann eine zusätzliche Erklärung für die großen Schwankungen sein.

Die Masse aller gemessenen Minitabletten betrug im Mittel 6 mg. Bereits während des Tablettierens fielen bei den direktverpressten Mischungen höherer Konzentration große Schwankungen des Pressdrucks auf. Da der Stempelweg an der Rundläuferpresse eingestellt war und somit nicht variierte, wurde der Pressdruck durch die Füllhöhe des Pulvers in der Matrize beeinflusst. Diese wird maßgeblich durch die Fließfähigkeit der Formulierungen mitbestimmt. Sowohl die 80 prozentige, als auch die 90 prozentige Pulvermischung zeigten im Vergleich zu den anderen Formulierungen schlechteres Fließverhalten (Abschnitt 3.1.3.2). Dadurch konnten ungleiche Befüllungen der Matrize und die resultierenden hohen Variationskoeffizienten der Masse und der Druckfestigkeit erklärt werden. In Abbildung 6 ist die Korrelation der berechneten Variationskoeffizienten dargestellt.

Die Charakterisierung von Minitabletten fast aller Formulierungen ergab Variationskoeffizienten der Druckfestigkeit zwischen 20 und 40 % und Variationskoeffizienten der Masse von höchstens 4 %. Die einzige Ausnahme bildete eine Charge von Minitabletten mit 70 % trockengranuliertem Arzneistoffanteil. Deutlich andere Ergebnisse ergaben die direkt verpressten Minitabletten mit 80 und 90 % Chininhydrochlorid. Bereits in Abbildung 5 wurde gezeigt, dass keine Minitabletten mit reproduzierbaren Druckfestigkeiten produziert werden konnten. Wie erwartet korrelierten die hohen Variationskoeffizienten der Druckfestigkeit mit hohen Variationskoeffizienten der Masse. Minitabletten beider Chargen zeigten Variationskoeffizienten der Masse von bis zu 9 % und wären demnach für folgende Prozessschritte zu inhomogen.

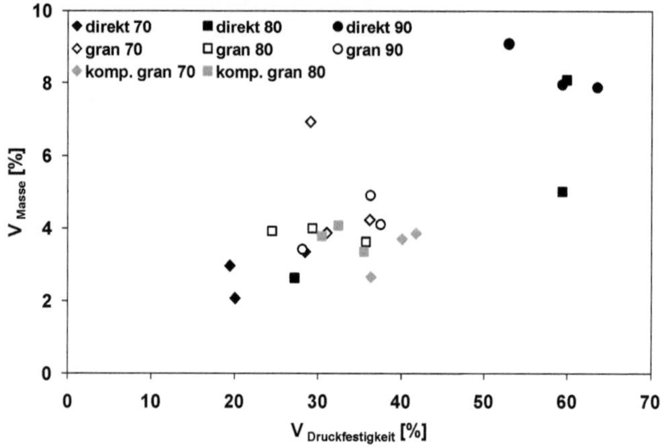

Abbildung 6. Korrelation der Variationskoeffizienten von Masse und Druckfestigkeit der 2 mm Chininhydrochloridminitabletten. (n = 30)

Die geforderte Gleichförmigkeit des Gehalts von Tabletten wird nicht allein durch die Befüllung der Matrize bestimmt, sondern auch durch die Verteilung des Arzneistoffs in der Tablettiermischung. Inwieweit sich die in Abschnitt 3.1.2 beschriebene Neigung zur Agglomeration auf die Verteilung des Arzneistoffs in der Minitablette auswirkte, wurde mittels der bildgebenden Nahinfrarot (NIR)-Analytik untersucht (Abschnitt 6.3.8).

Mittels dieser Methode können die unterschiedlichen chemischen Komponenten von Pulvern oder Arzneiformen detektiert werden. Mit diesem nicht-destruktiven, bildgebenden Verfahren werden an der Oberfläche der Probe NIR-Spektren aufgenommen und diese mittels einer multivariaten Datenanalyse den unterschiedlichen Substanzen zugeordnet. Die Verteilung von Wirkstoffen, Hilfsstoffen oder auch Verunreinigungen an der Oberfläche der Probe können mit diesem Verfahren visualisiert werden (Dou et al. 2007; Amigo und Ravn 2009). In der pharmazeutischen Industrie wird dieses Verfahren zur Prozessüberwachung von Arzneistoffsynthesen, während der Produktion der Arzneiformen, zur Qualitätskontrolle und zur Detektion von Verunreinigungen angewendet (Roggo et al. 2007; Moes et al. 2008).

Chininhydrochloridminitabletten mit 80 % Wirkstoffbeladung wurden mittels eines Skalpells halbiert und die neu entstandene Oberfläche bezüglich der Arzneistoffverteilung analysiert. In Abbildung 7 sind die NIR-Spektren der Ausgangssubstanzen dargestellt, die deutlich voneinander differenziert werden können.

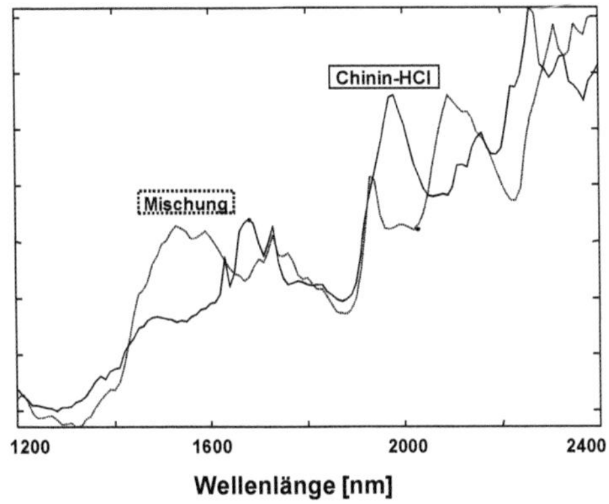

Abbildung 7. NIR-Spektren des Chinintrockengranulats (Chinin-HCl) und der Tablettierhilfsstoffe (Mischung).

Verglichen wurde die Arzneistoffverteilung in 2 mm Minitabletten mit Chininhydrochloridtrockengranulat (Nr. 1, 2, 3) und Chininhydrochloridpulver (Nr. 4, 5, 6). In der oberen Reihe der Abbildung 8 ist die Arzneistoffverteilung von sechs verschiedenen halbierten Minitabletten dargestellt. Je intensiver die Rotfärbung, desto mehr Chininhydrochlorid konnte detektiert werden. In der unteren Reihe ist die Verteilung der Tablettierhilfsstoffe visualisiert. Auch diese bezieht sich auf die daneben dargestellte Skala. Mit steigender Rotintensität wurde in diesem Fall mehr Tablettierhilfsstoff detektiert. Die hohe Chininhydrochloridkonzentration zeigte sich bei allen getesteten Tabletten durch eine deutliche Rotfärbung. Durch die geringe Konzentration an Tablettierhilfsstoffen, erschienen die visualisierten Minitabletten in der unteren Reihe in weiten Teilen blau, und wiesen nur einzelne arzneistoffarme Gebiete auf. Diese waren komplementär zu der in der oberen Reihe dargestellten Chininhydrochloridkonzentration. Zwischen Minitabletten mit Arzneistoffgranulat und Arzneistoffpulver konnte kein deutlicher Unterschied festgestellt werden. In beiden Fällen ergab sich eine heterogene Verteilung aus arzneistoffarmen und arzneistoffreichen Gebieten. Dieses für direkt verpresste Arzneiformen untypische Verhalten wurde auf die Neigung des Chininhydrochlorids Agglomerate zu bilden, zurückgeführt.

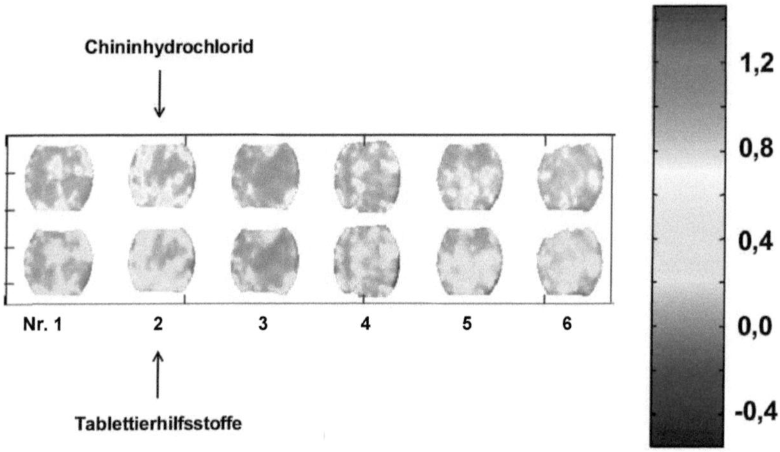

Abbildung 8. NIR-Mikroskopische Aufnahmen von sechs halbierten Chininhydrochloridminitabletten. Die ersten drei Tabletten von links enthielten 80 % Arzneistoffgranulat und die Tabletten Nummer 4, 5 und 6, 80 % Arzneistoffpulver. Die Skalierung der oberen Reihe bezieht sich auf die detektierte Menge Chininhydrochlorid, die untere Reihe auf die detektierte Menge der Tablettierhilfsstoffe.

Exemplarisch wurde der Gehalt von Chininhydrochloridminitabletten mit 80 % Arzneistoffgranulat geprüft, die mit 100 MPa hergestellt wurden (Abschnitt 6.3.9). Mit einem Akzeptanzwert von 13,27 entsprach die getestete Charge den Anforderungen des europäischen Arzneibuchs in der Monographie 2.9.40 (Ph.Eur. 2010). Es konnte davon ausgegangen werden, dass bei einer Standarddosierung von 10 mg Chininhydrochlorid pro kg Körpergewicht (= 21 Minitabletten/Dosis bei 10 kg Gesamtkörpergewicht) die Gleichförmigkeit des Gehalts weiter verbessert wird.

Zusätzlich zu robusten mechanischen Eigenschaften müssen Minitabletten auch den Zerfallsanforderungen des Europäischen Arzneibuchs (Ph.Eur. 2010) für Tabletten entsprechen. Nur durch die Kombination von hoher Druckfestigkeit und guten Zerfallseigenschaften können die Tabletten zum einen den Überzugsschritt unbeschädigt überstehen, zum anderen innerhalb von 15 Minuten in kleinere Einheiten zerfallen. In Abschnitt 6.3.7 ist die nach Kleinebudde (1997) modifizierte Zerfallsapparatur beschrieben, die aufgrund der ähnlichen Größen von Pellets und Minitabletten auch bei der Untersuchung des Zerfalls von Minitabletten eingesetzt wurde. Alle Chargen wurden mittels der modifizierten Zerfallsapparatur untersucht und zerfielen innerhalb von höchstens dreieinhalb Minuten in kleinere Einheiten. Damit wurden die Anforderungen des Europäischen bezüglich des Zerfalls von schnellfreisetzenden Tabletten erfüllt.

Wie bereits erwähnt, ist für den Überzugsschritt im Wirbelschichtgerät eine hohe mechanische Stabilität notwendig. Minitabletten mit 80 % Chininhydrochlorid-trockengranulat, die mit 100 MPa tablettiert wurden, zeigten sowohl den höchsten Median der Druckfestigkeit sowie die geringsten Schwankungen aller getesteten Minitabletten dieser Arzneistoffkonzentration. Trotz der hohen Festigkeit zerfielen sie innerhalb weniger Sekunden und der Gehalt entsprach den Anforderungen des Arzneibuchs. Diese Charge wurde aufgrund ihrer galenischen Eigenschaften und der hohen Arzneistoffbeladung für den Überzugsschritt in der Wirbelschicht mit dem Ziel der Geschmacksmaskierung verwendet.

Das Freisetzungsverhalten der nicht überzogenen Chininhydrochloridminiabletten wird in Abschnitt 3.1.3.4 im Vergleich zu den Daten der überzogenen Minitabletten dargestellt.

3.1.3.3. 1 mm Minitabletten

Herstellung

Zusätzlich zu den 2 mm Minitabletten sollten in dieser Arbeit erstmalig Minitabletten mit einem Durchmesser von 1 mm an einer Rundläufertablettenpresse hergestellt werden. Dabei sollten exemplarisch einige der bereits für 2 mm Minitabletten entwickelten Rezepturen auf die Tabletten geringerer Größe übertragen werden. Begonnen wurde die Herstellung der 1 mm Minitabletten mit den direktverpressbaren Mischungen mit 70, 80 und 90 prozentiger Chininhydrochloridbeladung (Tabelle 2). Zum einen war bisher der Einfluss eines Trockengranulats und der damit entsprechend vergrößerten Partikel der Tablettiermischung auf die Herstellung von 1 mm Minitabletten noch nicht bekannt. Zum anderen führten die direktverpressbaren Mischungen im Fall der 70 prozentigen Beladung zu den qualitativ besten, und im Fall der 80 und 90 prozentig beladenen Mischung zu den am schlechtesten reproduzierbaren 2 mm Minitabletten mit geringen Druckfestigkeiten (vgl. Abschnitt 3.1.3.2). Ziel war der anschließende Vergleich der mechanischen Stabilität von Minitabletten unterschiedlicher Größe.

Charakterisierung

Alle drei getesteten Tablettiermischungen ließen sich bei unterschiedlichen Pressdrücken zu Minitabletten von 1 mm Durchmesser mit einer glatten Oberfläche verpressen. Die Massen von zehn 1 mm Minitabletten wurden exemplarisch bestimmt und ergab 0,82 ± 0,023 mg. In Abbildung 9 sind die Druckfestigkeiten der 1 mm und der entsprechenden 2 mm Minitabletten in Abhängigkeit von dem angewendeten Pressdruck vergleichend dargestellt. Die Überschriften geben die eingesetzte Tablettierformulierung (vgl. Tabelle 5) an und beziehen sich auf die drei unter der entsprechenden Überschrift liegenden *boxplots*. Diese stellen 50 % des Datenbereichs, den Median als Strich und das 10 und 90 % Quantil an. Innerhalb jeder *boxplot*-Gruppe steigt die angewendete Presskraft von links nach rechts an (33, 67 und 100 MPa).

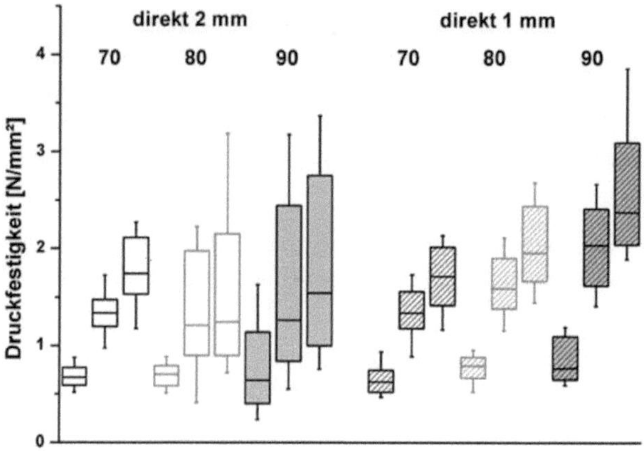

Abbildung 9. *Boxplots* mit Median, 10 und 90 % Quantilen der Druckfestigkeiten von 2 und 1 mm Chininhydrochloridminitabletten. Die Überschriften geben die verwendeten Tablettierformulierungen an und beziehen sich jeweils auf die drei darunter liegenden *boxplots*. Jede Formulierung wurde bei 33, 67 und 100 MPa verpresst und innerhalb jeder *boxplot*-Gruppe von links nach rechts mit ansteigenden Pressdrücken dargestellt. (n = 30)

Eine Erhöhung des Pressdrucks führte bei allen Minitabletten zu steigender Druckfestigkeit. Noch deutlicher als bei den 2 mm Minitabletten ist bei den 1 mm Minitabletten ein Zusammenhang zwischen der Druckfestigkeit und der Beladung mit Chininhydrochlorid erkennbar. Mit ansteigender Arzneistoffkonzentration nahm auch die mechanische Stabilität der Minitabletten zu.

Bereits mehrfach wurde in der Literatur eine Abhängigkeit der Druckfestigkeit von der Größe der Tabletten beschrieben (Jacob und Hüttenrauch 1982). Bezogen auf Minitabletten wurde der Einfluss der Größe jedoch kontrovers diskutiert. Lennartz und Mielck (1998) beobachteten durch Verkleinerung des Tablettendurchmessers einen Anstieg der Druckfestigkeit, der abhängig vom Pressdruck und der Arzneistoffkonzentration war. Diesen Effekt führten sie auf das vergrößerte Verhältnis von Tablettenoberfläche zum Volumen zurück. Scherkräfte an der vergrößerten Oberfläche sollten zu mehr Bindungsstellen führen, die in druckfesteren Tabletten resultierten. Mitwollen (2002) konnte die Ergebnisse in seiner Arbeit jedoch nicht bestätigen.

Die Verringerung des Tablettendurchmessers von 2 mm auf 1 mm der direktverpressten Chininhydrochloridminitabletten bewirkte eine Erhöhung der Druckfestigkeit. Diese konnte jedoch nicht eindeutig auf den veränderten Tablettendurchmesser zurückgeführt werden, da die Minitabletten mit 1 mm Durchmesser zusätzlich zu der Erhöhung des

Medians wesentlich reproduzierbarere Druckfestigkeiten aufwiesen. Wiederum konnte lediglich ein Vergleich der Daten zwischen den 70 prozentig beladenen Minitabletten unterschiedlicher Größe gezogen werden. Die resultierenden Druckfestigkeiten beider Chargen waren vergleichbar.

Im Hinblick auf die Verteilung der Druckfestigkeitswerte zeigten sich jedoch deutliche Unterschiede zu den 2 mm Minitabletten.

Die direktverpressbare Tablettiermischung mit 70 % Arzneistoff führte zu 1 mm und 2 mm Minitabletten mit vergleichbar verteilten Druckfestigkeiten. Die beiden Tablettiermischungen mit höherer Beladung führten jedoch zu Minitabletten mit wesentlich geringeren Schwankungen in der Druckfestigkeit. Sowohl Pich und Moest (1989) als auch Lennartz und Mielck (1998) beschrieben eine Verbesserung der Verpressbarkeit problematischer Arzneistoffe, wenn diese zu Tabletten geringerer Größe verpresst wurden. Entsprechend der Literatur ließen sich die Pulvermischungen mit hohen Beladungen wesentlich reproduzierbarer zu 1 mm als zu 2 mm Minitabletten verarbeiten.

Verglichen mit den 2 mm Minitabletten mussten bei der Produktion der 1 mm Minitabletten einige Besonderheiten beachtet werden. Es war nicht mehr ausreichend, lediglich ein Mehrfachstempelwerkzeug mit geringeren Stempelgrößen zu verwenden. Vielmehr mussten zusätzlich eine Niederzugsschiene mit veränderten Abmessungen eingebaut werden sowie der Abstreifer modelliert werden. Während des Abstreifens der 1 mm Minitabletten unterschiedlicher Rezeptur und Härte wurden mindestens 30 % der Minitabletten halbiert. Obwohl die Minitabletten nicht an den Stempeloberflächen klebten und lediglich Abstreifkräfte < 5 N detektiert wurden, schien der Abstreifer nicht für die Produktion von 1 mm Minitabletten geeignet zu sein. Das Abrunden und Abpolstern der Kanten des Abstreifers führte nicht zu einer Verbesserung. In einer folgenden Arbeit könnte versucht werden, die Höhe des Abstreifers zu modellieren, so dass die Minitabletten nicht mehr genau in der Mitte des zentralen Zylinders vom Abstreifer getroffen werden und somit ein Bruch unwahrscheinlicher wird.

Der Gehalt einer Charge der 1 mm Minitabletten wurde exemplarische entsprechend der Monographie 2.9.40 des Europäischen Arzneibuchs (Ph.Eur. 2010) getestet (Abschnitt 6.3.9). Mit einem Akzeptanzwert von 6,81 entsprachen die 1 mm Minitabletten mit 80 % Chininhydrochloridgehalt den Anforderungen.

3.1.3.4. Überzogene 2 mm Minitabletten

Nach der erfolgreichen Entwicklung von mechanisch stabilen Chininhydrochloridminitabletten (vgl. Abschnitt 3.1.3.2) sollte ein Überzugsschritt in einem Wirbelschichtgerät zur Geschmacksmaskierung der Arzneiform führen. Grundvoraussetzung für die anschließende Charakterisierung des Geschmacks war die Detektierbarkeit des Chininhydrochlorids durch die elektronische Zunge.

Erstellung eines Kalibriermodells mit der elektronischen Zunge

Bei der elektronischen Zunge (Abschnitt 6.4.2) handelt es sich um ein analytisches Sensorsystem, mittels dem der Geschmack von möglichst partikelfreien Flüssigkeiten analysiert werden kann. Dabei sollen die Interaktionen von Substanzen mit den Geschmacksknospen der menschlichen Zunge imitiert werden (vgl. Abschnitt 1.3).

Das Messprinzip der Geschmackserfassungssysteme basiert auf der Potentiometrie. Bis zu acht mit Lipidmembranen versehene Sensoren messen Potentialdifferenzen im Vergleich zu Ag/AgCl-Referenzelektroden. Die Kombination aus unterschiedlich geladenen Lipiden mit diversen Weichmachern und anorganischen Salzen führt zu Sensoren mit verschiedenen Eigenschaften. Diese werden den gustatorischen Geschmacksrichtungen salzig, sauer, bitter, umami, süß und der Empfindung adstringierend zugeordnet. Die in den Probelösungen vorhandenen chemischen Substanzen interagieren mit unterschiedlicher Affinität an die entsprechenden Lipidmembranen. Zur Detektion des bitteren Geschmacks können drei unterschiedliche Sensoren genutzt werden. Diese unterscheiden sich in ihrer Affinität zu anionischen, kationischen oder neutralen Substanzen. Durch die Interaktion der Substanzen in den Probelösungen mit den Lipidmembranen können mit Bezug auf die Referenzelektrode Potentialdifferenzen gemessen werden. Die Sensoren können nicht spezifisch einzelne Substanzen messen. Grundsätzlich kann jede Substanz von allen Sensoren gemessen werden, teilweise jedoch in stark unterschiedlicher Ausprägung. Diese Eigenschaft qualifiziert die elektronischen Zungen für die Messung von Vielkomponentensystemen mit synergistischen Effekten auf den Geschmack. Ähnlich dem menschlichen Aktionspotential werden die gemessenen elektrischen Potentiale zur Datenaufnahme weitergeleitet und anschließend ausgewertet.

Da die Mischung vieler Substanzen häufig zu synergistischen Effekten auf den Geschmack führt, ist eine univariate Datenanalyse in vielen Fällen ungeeignet. Die Vielzahl an Sensoren und bis zu zehn mögliche Probelösungen ergaben ein hohes Datenaufkommen und wurden somit mittels multivariater Datenanalyse bearbeitet. Durch die multivariate Datenanalyse konnten die für die jeweilige Fragestellung relevanten Informationen aus einer Vielzahl von Messdaten herausgearbeitet werden. Variablen mit gleicher Information wurden zu Hauptkomponenten zusammengefasst. Dies führte zu einer starken Datenreduktion mit wenig Informationsverlust. Die Beschreibung von Zusammenhängen durch wenige Hauptkomponenten war daher wesentlich übersichtlicher. Lediglich Einflussgrößen mit relevantem Informationsgehalt werden beachtet. Im Anschluss an die Berechnungen konnten Modelle erstellt werden. Dieses konnte für die Zuordnung der Messwerte zu Gruppen (Hauptkomponentenanalyse, PCA), aber auch für die Beschreibung der Beziehung zu Referenzwerten dienen (Projektion auf latente Strukturen, PLS).

Bisherige Anwendungen der elektronischen Zunge im Zuge der Arzneiformenformulierung wurden in Abschnitt 1.3 diskutiert.

Für eine spätere Bewertung der Güte der Geschmacksmaskierung war die Kalibrierung der elektronischen Zunge mit den zu maskierenden Arzneistoffen notwendig. Chininhydrochloridlösungen von 0,001 bis 0,08 g/100 ml wurden mittels der elektronischen Zunge vermessen. Um sich den Bedingungen im menschlichen Mundraum anzunähern, wurden die Messungen in Acetatpuffer mit einem pH von 5,5 durchgeführt (USP 2008). Dies geschah in Anlehnung an die Monographie 2.9.25 *Freisetzung medizinischer Kaugummis* des Europäischen Arzneibuchs (Ph.Eur. 2010). Abbildung 10 zeigt das durch multivariate Datenanalyse erhaltene PLS-Modell von Chininhydrochlorid (Abschnitt 6.4.3).

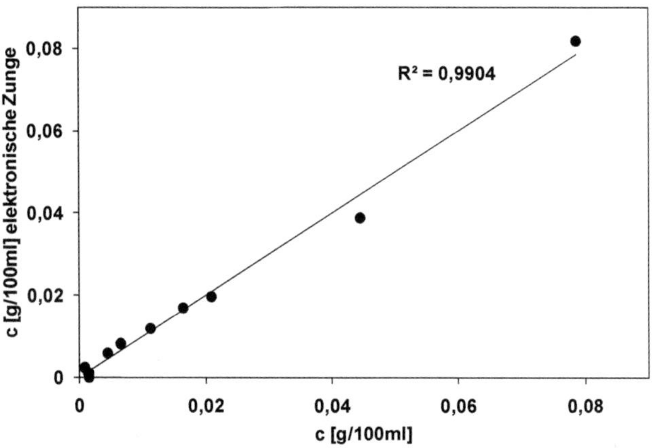

Abbildung 10. PLS-Modell der mittels der elektronischen Zunge gemessenen Chininydrochlorid-konzentrationen in Acetatpuffer (pH 5,5; n = 1; zwei Komponenten; Sensoren: sauer, umami, adstringierend, salzig, anionisch bitter, kationisch bitter 1 & 2).

Zwischen den mit der elektronischen Zunge gemessenen Werten und den eingesetzten Konzentrationen konnte unter Einbeziehung aller Sensoren ein gutes Modell erstellt werden. Ein R^2 von 0,9904 und eine kleine berechnete Fehlergröße von 3,5 % (RMSEE = 0,00279) bestätigen die Qualität des Modells. Zusammenfassend lässt sich sagen, dass Chininhydrochlorid bereits bei geringen Konzentrationen durch die elektronische Zunge quantitativ detektiert werden konnte.

Auswahl des Filmüberzugs

Grundsätzlich kann der Geschmack einer Flüssigkeit von allen gelösten Substanzen beeinflusst werden. Bezogen auf die Geschmacksmaskierung fester Arzneiformen durch Überziehen mit einem Film bedeutet das, dass auch Filmpolymere den Geschmack beeinflussen können. Während der Verzögerungszeit *(lag-time)* lösen sich wasserlösliche Filmüberzüge langsam auf. Die sich in Lösung befindlichen Filmanteile können folglich den Geschmack der Flüssigkeit beeinflussen. Falls das Überzugsmaterial nicht geschmacksneutral ist, kann ein synergistischer Effekt auf den endgültigen Geschmack der Lösung möglich sein.

Durch das Überziehen der Arzneiform mit Filmpolymeren werden physikalische Barrieren geschaffen. Der Arzneistoff geht erst nach einer gewissen Dauer, der *lag-time*, in Lösung. Der unangenehme Geschmack wird erst verzögert spürbar. Der resultierende Geschmack der Arzneiform setzt sich folglich aus den Bestandteilen des Filmüberzugs, des Arzneistoffs und eventueller Hilfsstoffe zusammen und verändert oder intensiviert sich mit der Dauer der Freisetzung.

Daher wurde vor dem Überziehen der Chininhydrochloridminitabletten ein Screening gängiger Filmüberzüge durchgeführt. Ziele waren, die Detektierbarkeit durch die elektronische Zunge und den Einfluss auf die Geschmackserfassung des Chininhydrochlorids zu analysieren. Dabei wurden als wässrige *immediate release coatings* Hydroxypropylmethylcellulose (Pharmacoat® 606), modifizierte Erbsenstärke (Lycoat® RS 720) und ein Propf-Copolymer aus Polyvinylalkohol und Polyethylenglykol (Kollicoat® IR) verwendet. Zusätzlich wurden als basisches Polymethacrylat Eudragit® E PO und als anwendungsfertige Überzugsmischungen Opadry® tm und Lustre Clear® LC 103 verwendet. Die beiden zuletzt genannten Mischungen bestehen aus unterschiedlichen Polymeren, Pigmenten und Tensidzusatz (Abschnitt 6.1). Je 50 mg Polymermischung/100 ml Puffermedium und der reine Puffer wurden vermessen. Zusätzlich wurden jeweils 50 mg Polymermischung/100 ml Chininhydrochloridlösung (1 mM) und die reine Chininhydrochloridlösung analysiert. Alle Messungen wurden in Acetatpuffer pH 5,5 durchgeführt. Dargestellt sind die Ergebnisse in Form einer Hauptkomponentenanalyse (Abbildung 11).

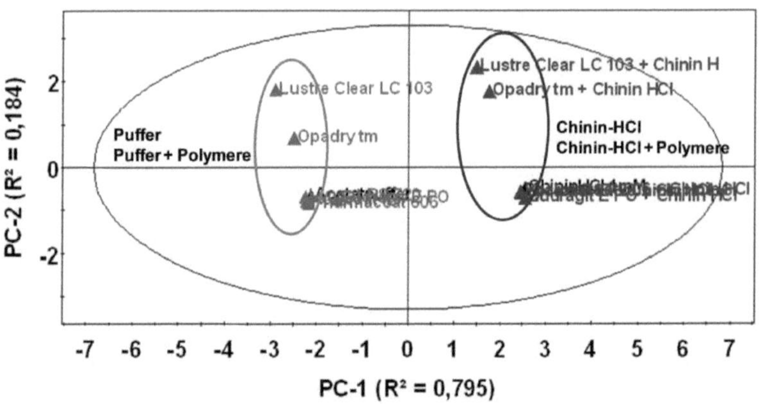

Abbildung 11. Hauptkomponentenanalyse der Polymerlösungen in Acetatpuffer und in Chininhydrochloridlösungen. (Acetatpuffer pH 5,5; n = 1; zwei Komponenten; Sensoren: sauer, umami, adstringierend, salzig, anionisch bitter, kationisch bitter 1 & 2)

Der größte Unterschied zwischen den Lösungen konnte durch die erste Hauptkomponente (PC-1) erklärt werden. Diese beinhaltete 79,5 % der relevanten Informationen zum Geschmack der Lösungen. Durch die zweite Hauptkomponente (PC-2) ließen sich 18,4 % der Unterschiede zwischen den vermessenen Lösungen erklären. Relevante Unterschiede zwischen den Lösungen wurden insbesondere durch die erste Hauptkomponente dargestellt.

Durch die Hauptkomponentenanalyse konnten die Lösungen in zwei getrennte Gruppen eingeteilt werden. Auf der linken Seite der Abbildung befinden sich alle Polymerlösungen ohne Arzneistoff. Diese gruppieren sich eng um die reine Pufferlösung. Davon getrennt befindet sich auf der rechten Seite der Hauptkomponentenanalyse eine zweite Gruppe. In dieser befinden sich alle Polymerlösungen mit Chininhydrochloridanteil. Auch diese Lösungen gruppieren sich um die Basislösung, in diesem Fall der Chininhydrochloridlösung. Bezogen auf den Geschmack bedeutete das, dass Lösungen mit und ohne Chininhydrochlorid deutlich unterschiedliche Geschmacksrichtungen zeigten. Lediglich die anwendungsfertigen Mischungen Opadry® tm und Lustre Clear® LC 103 konnten durch die elektronische Zunge detektiert werden. Opadry® tm enthält Aspartam als Süßungsmittel, welches durch die elektronische Zunge detektiert werden konnte. Im Falle von Lustre Clear® LC 103 waren die Messergebnisse vermutlich auf die Anwesenheit von Tensiden zurückzuführen, da die Lipidsensoren der elektronischen Zunge teilweise empfindlich auf diese reagieren (vgl. Abschnitt 3.2.5.1.). Für die grundlegende Untersuchung der Geschmacksmaskierung von Chininhydrochlorid wurde in der vorliegenden Arbeit Kollicoat® IR als Überzugspolymer gewählt, welches die elektronische Zunge nicht detektieren konnte. Trotz Anwesenheit der Polymere konnte folglich davon ausgegangen werden, dass das Chininhydrochlorid weiterhin quantitativ mittels der elektronischen Zunge detektierbar war.

Bei der Entwicklung geschmacksmaskierter fester Arzneiformen wurde die elektronische Zunge bereits in mehreren Studien eingesetzt (vgl. Abschnitt 1.3). Lediglich Krause (2008) korrelierte die Daten der elektronischen Zunge mit UV-spektroskopisch erhaltenen Referenzwerten über die Zeit. In der vorliegenden Studie wurde der Ansatz aufgegriffen und auf andere Arzneiformen und deren Eigenschaften, sowie dem Chininhydrochlorid als extrem bitteren Arzneistoff übertragen. Als nicht detektierbares Polymer wurde Kollicoat® IR für die Geschmacksmaskierung der Chininhydrochloridminitabletten durch Überziehen verwendet.

Herstellung

Eine Sprühsuspension, bestehend aus Kollicoat® IR (16 %) und Talkum (6,4 %) als Antiklebemittel wurde in einem Wirbelschichtgerät auf Chininhydrochloridminitabletten mit 2 mm Durchmesser und 80 % Arzneistofftrockengranulat aufgesprüht. Die verwendeten Materialien und Methoden sind in den Abschnitten 6.1 und 6.2.4 beschrieben.

Charakterisierung

Die überzogenen Minitabletten wurden hinsichtlich ihres Freisetzungsprofils untersucht (Abbildung 12). Minitabletten ohne Filmüberzug und Minitabletten mit 11 mg/cm² Polymerauftrag wurden analysiert (Abschnitt 6.3.11).

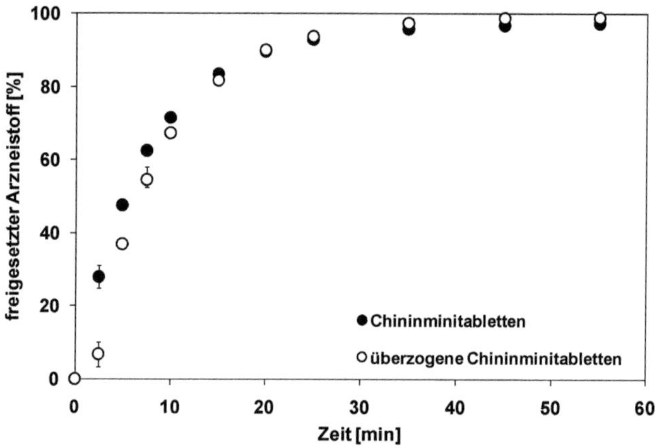

Abbildung 12. Freisetzung der Chininhydrochloridminitabletten. (Acetatpuffer pH 5,5; n = 3; MW ± s; 100 U/min; Drehkörbchenapparatur; Fehlerbalken sind teilweise durch die Datenpunkte verdeckt).

Nach zweieinhalb Minuten Freisetzung gaben die überzogenen Minitabletten lediglich 4 % des Chininhydrochlorids frei. Im Gegensatz dazu hatten sich bei den nichtüberzogenen Minitabletten bereits 26 % des Arzneistoffs gelöst. Nach 45 Minuten lagen 100 % des Arzneistoffs beider Chargen gelöst vor. Durch den Filmüberzug konnte eine Verringerung der gelösten Arzneistoffkonzentration nach 2,5 Minuten erreicht werden, welche einen Hinweis auf eine erfolgreiche Geschmacksmaskierung lieferte.

Das Überziehen der bitter schmeckenden Minitabletten mit einem Polymer muss jedoch nicht automatisch zu einer vollständigen Geschmacksmaskierung führen. Riss- oder Fehlstellen im Film, sowie Arzneistoffpartikel im Überzug können den Geschmack weiterhin beeinträchtigen. Die überzogenen Minitabletten wurden folglich im Bezug auf Schichtdicke, Fehlstellen und Arzneistoffeinwanderung in den Filmüberzug untersucht.

Durch Munday (1994) wurden die vorteilhaften Eigenschaften der Minitabletten für den Überzugsprozess beschrieben (Abschnitt 1.1). Die gleichmäßige Oberfläche der Minitabletten, zusätzlich zu den einheitlichen Dimensionen und der nahezu sphärischen Form, soll einen besonders gleichmäßigen Filmauftrag ermöglichen. Die lichtmikroskopischen Aufnahmen der halbierten Minitabletten entsprachen dieser Annahme (Abschnitt 6.3.5). Ein gleichmäßiger Filmüberzug, in dem visuell keine Störstellen oder Risse zu erkennen waren, umhüllte die Minitabletten (Abbildung 13a,b).

Die Steigerung des Polymerauftrags von 5,3 mg/cm² auf 11,0 mg/cm² führte zu einer dickeren Filmschicht. Im Gegensatz zu Tabletten üblicher Größe konnte auch am kritischen Übergang von den Kalotten zum Tablettensteg, sowie am Steg und der Kalotte ein gleichmäßig dicker Filmüberzug beobachtet werden.

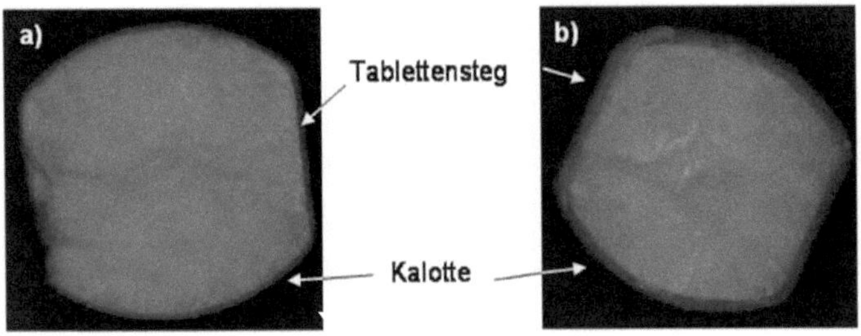

Abbildung 13 a, b. Mikroskopische Aufnahmen von zwei halbierten überzogenen Chininhydrochloridminitabletten mit 2 mm Durchmesser. Polymerauftrag a) 5,3 mg/cm²; b) 11,0 mg/cm².

Rasterelektronenmikroskopische (REM) Aufnahmen unterstützen diese Aussage (Abschnitt 6.3.4). Auch hier konnte ein rissfreier Polymerüberzug um die Minitablette beobachtet werden (Abbildung 14). Die Filmdicke betrug etwa 80 µm. Unebenheiten in der Mitte der halbierten Minitabletten waren auf herausgebrochene Granulatkörner zurückzuführen.

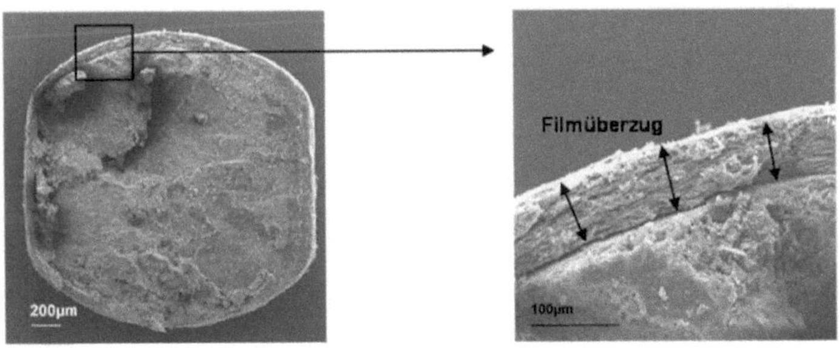

Abbildung 14. REM Aufnahmen einer halbierten überzogenen Chininhydrochloridminitablette (Polymerauftrag: 11,0 mg/cm²).

Auch wenn keine offensichtlichen Fehlstellen oder Risse im Film zu erkennen waren, könnte die Geschmacksmaskierung dennoch unvollständig sein. Bei instabilen Minitabletten kann es während des Überzugprozesses in der Wirbelschicht zum

Absplittern von Bruchstücken oder zu hohem Abrieb kommen. Die so entstandenen Partikel könnten während des Überzugsverfahrens in den Film eingearbeitet werden. Der Arzneistoff im Film würde schnell zu einem bitteren Geschmack führen, wodurch eine erfolgreiche Geschmackmaskierung nicht möglich wäre.

Vor diesem Hintergrund wurde der Übergang vom Film zum Tablettenkern der Minitablette mittels eines Raman-Mikroskops betrachtet (Abschnitt 6.3.10). Dabei sollten insbesondere potentielle Arzneistoffpartikel im Polymerüberzug detektiert werden. Querschnitte von Tabletten wurden analysiert und die detektierten Raman-Signale räumlich aufgelöst den individuellen Komponenten chemisch selektiv zugeordnet. Abbildung 15 zeigt die Raman-Spektren der Reinsubstanzen.

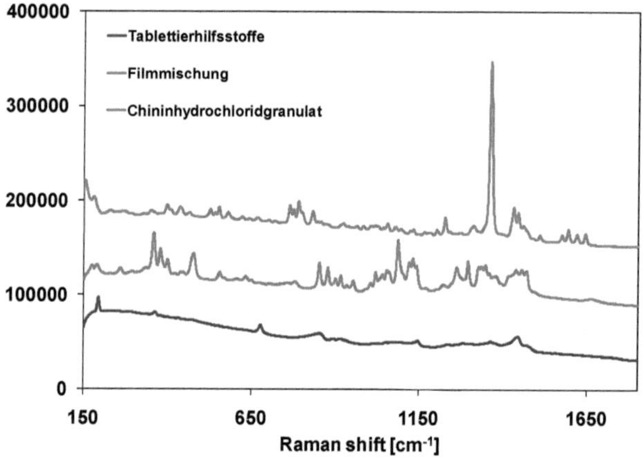

Abbildung 15. Raman-Spektren des Chininhydrochloridgranulats, der Tablettierhilfsstoffe und der Überzugsmischung.

Abbildung 16 zeigt eine repräsentative Probe eines Tablettenquerschnittes. Die unterschiedlichen Raman-Signale in Falschfarbendarstellung erlauben eine eindeutige Unterscheidung von Chininhydrochlorid (rot), Tablettierhilfsstoffen (blau) und Filmüberzug (grün).

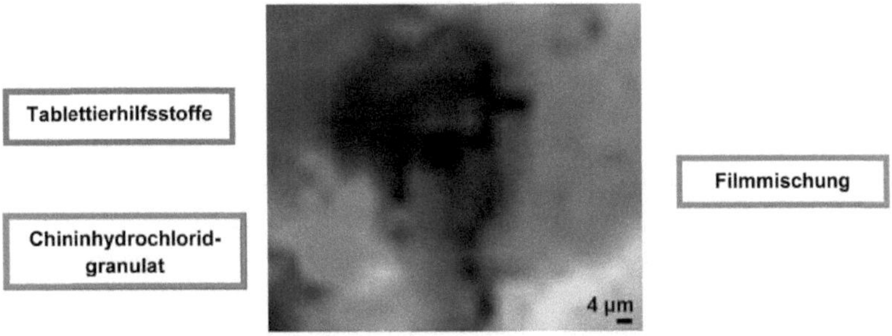

Abbildung 16. Ramanmikroskopische Aufnahmen des Übergangs von Tablettenkern zum Filmüberzug.

Eine deutliche Grenze zwischen Tablettenkern und Filmüberzug ist zu erkennen. Es konnte keine Einarbeitung von Chininhydrochlorid in den Filmüberzug detektiert werden. Die angestrebte Geschmacksmaskierung wäre somit theoretisch gegeben.

Um die Ergebnisse zu überprüfen, wurde das Freisetzungsprofil von jeweils 200 mg überzogener Minitabletten untersucht (Abbildung 17).

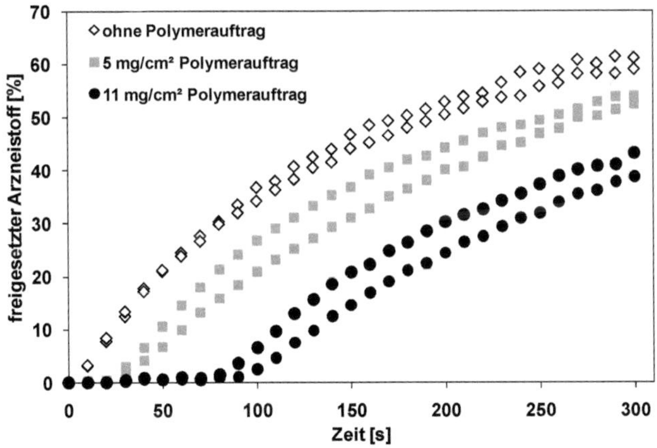

Abbildung 17. Freisetzung von überzogenen Chininhydrochloridminitabletten mit 2 mm Durchmesser und unterschiedlicher Filmdicke mittels einer faseroptischen UV/Vis-Sonde. (Acetatpuffer pH 5,5; 100 U/min; Blattrührerapparatur)

Mittels einer faseroptischen UV/Vis-Sonde, welche die Arzneistoffkonzentration alle zwei Sekunden spektroskopisch detektiert, wurde die Freisetzung der Minitabletten über 300 Sekunden betrachtet (Abschnitt 6.3.12). In Anlehnung an die Bedingungen zur Freisetzung medizinischer Kaugummis der Monographie 2.9.25 des Europäischen Arzneibuchs (Ph.Eur. 2010) wurde als Freisetzungsmedium Acetatpuffer mit einem pH-Wert von 5,5 (USP 2008) gewählt. Die ausführliche Begründung der Pufferwahl ist in Abschnitt 6.3.11 unter dem Punkt Freisetzung erläutert. Minitabletten beider Chargen zeigten eine verzögerte Freisetzung. Die Dauer der *lag-time* war abhängig von der aufgebrachten Filmmenge. Bei Minitabletten mit einem Polymerauftrag von 5,3 mg/cm² konnte nach 20 Sekunden Arzneistoff im Freisetzungsmedium detektiert werden. Ein Polymerauftrag von 11,0 mg/cm² bewirkte eine verlängerte *lag-time* von 85 Sekunden. Im Gegensatz zu den überzogenen Minitabletten wurde das Chininhydrochlorid der Tabletten ohne Polymerauftrag direkt nach Einbringen in das Freisetzungsmedium detektiert.

Während der *lag-time* wurde fast kein Chininhydrochlorid detektiert. Der Filmüberzug war folglich frei von Fehlstellen und Rissen sowie von eingearbeiteten Arzneistoffpartikeln.

In Abschnitt 3.1.5.1 wird mittels einer Geschmacksanalyse erläutert, ob die verzögerte Freisetzung der überzogenen Minitabletten auch zu einer erfolgreichen Maskierung des bitteren Geschmacks führte.

3.1.4. Herstellung und Charakterisierung von Matrixextrudaten

Neben dem Überziehen von festen Arzneiformen ist die Einbettung von Arzneistoffen in eine Matrix eine weitere Methode der Geschmacksmaskierung (vgl. Abschnitt 1.2). Eine Möglichkeit der technologischen Umsetzung ist die Extrusion von Arzneistoffen mit Matrixbildnern. Die Extrusion ist die Anwendung von Druck auf eine Masse, bis diese durch Öffnungen definierter Größe fließt (Kleinebudde 1997). Während der letzten Jahre wurde in der Literatur vermehrt der Einsatz diverser Lipide zur erfolgreichen Geschmacksmaskierung von Arzneistoffen beschrieben (Abschnitt 1.3). Dieses Prinzip wurde auf die Geschmacksmaskierung von Chininhydrochlorid angewendet. Das extrem bittere Chininhydrochlorid wurde mittels eines Zweischneckenextruders in eine Lipidmatrix eingebettet. Dabei wurden vier unterschiedliche Ansätze zur Geschmacksmaskierung auf Basis der Lipidextrusion untersucht. Bei der Lipidextrusion wird die Arzneistoff/Lipidmischung bis höchstens 5°C unterhalb des Schmelzbereiches des Lipids im Extruder erwärmt, geknetet und durch Düsenplatten mit Öffnungen definierter Größe gepresst. Idealerweise erfolgt dabei die Geschmacksmaskierung durch das Dispergieren des Arzneistoffs in der Lipidmatrix bereits während des Extrudierens.

Ein zusätzlicher Überzugsschritt zur Maskierung des Geschmacks würde demnach entfallen.

Geschmacksmaskierung durch Lipidextrusion

Ein erfolgreiches Beispiel für eine durch Lipidextrusion hergestellte, geschmacksmaskierte Arzneiform gelang Witzleb et al. (2011a). Mehrere in einer Palatibilitätsstudie an Katzen untersuchte Matrixextrudate zeigten auch nach der Mahlung zu Bruchstücken eine ausreichende Geschmacksmaskierung. Durch den Extrusionsprozess wurden geringe Anteile des Lipids angeschmolzen und bildeten so einen dünnen Film auf der zylindrischen Oberfläche des Extrudats. Da dieser an Bruchflächen nicht vorhanden sein konnte, wurde dort der Arzneistoff im Normalfall schneller freigesetzt (Reitz et al. 2008). Trotzdem führte dies im Falle des bei Witzleb et al. (2011a) genutzten schlecht löslichen, lipophilen Arzneistoffs nicht zu einem unangenehmen Geschmack der Extrudatstücke. Obwohl die Lipidextrusion als solche folglich zu einer Geschmacksmaskierung führen kann, wurde in der Literatur als zusätzlicher Verfahrensschritt auch der Einfluss des Ausrundens von Extrudaten auf den Geschmack beschrieben. Krause und Breitkreutz (2010) fanden einen durch das Sphäronisieren bedingten dünnen Lipidfilm auf der Oberfläche der Lipidpellets. Durch die veränderte Oberfläche ergab sich eine verzögert einsetzende Freisetzung und dadurch eine Geschmacksmaskierung des Arzneistoffs. Grundsätzlich beeinflussen viele Parameter wie die Extrusionsbedingungen, die Art der Weiterverarbeitung wie Mahlung oder Ausrundung, sowie Art und Menge der Ausgangssubstanzen die resultierende Arzneistofffreisetzung des Produkts. Eine erfolgreiche Geschmacksmaskierung konnte daher nicht vorab garantiert werden.

Generell hat die Einarbeitung von Arzneistoffen in Lipidmatrizes meist eine Verlängerung der Freisetzung zur Folge. Die Ausprägung der Retardierung wird durch viele Faktoren wie Art und Menge des Arzneistoffs, dem Benetzungswinkel oder auch der Kettenlänge des Lipids bestimmt (Windbergs et al. 2009a). Mit steigender Kettenlänge nahm bei Windbergs et al. (2009a) auch die Dauer bis zur vollständigen Freisetzung des Arzneistoffs zu. Da das Ziel dieses Arbeitsabschnittes nicht die Entwicklung einer Retardformulierung, sondern eine Maskierung des unangenehmen Geschmacks war, wurde in dieser Arbeit Glyceroltrilaurat als stabiler Lipidmatrixbildner mit geringer Kettenlänge (C 12) verwendet. In Tabelle 7 sind die Rezepturen der entwickelten Chininhydrochloridextrudate mit reiner Lipidmatrix aufgelistet.

Tabelle 7. Rezepturen der Chininhydrochloridextrudate mit reiner Lipidmatrix.

Chininhydrochlorid [%]	Glyceroltrilaurat [%]	PEG 10.000 P [%]	Weiterverarbeitung	Bezeichnung
50	50	0	gemahlen	C gem (50/50/0)
60	40	0	gemahlen	C gem (60/40/0)
60	40	0	ausgerundet	C sph (60/40/0)
70	30	0	gemahlen	C gem (70/30/0)

Ein Ziel dieser Arbeit war es, geschmacksmaskierte feste Arzneiformen mit einer möglichst hohen Beladung Chininhydrochlorid zu entwickeln. Binäre Mischungen aus Glyceroltrilaurat und Chininhydrochlorid wurden extrudiert. Ein maximaler Arzneistoffgehalt von 70 % konnte bei dem in Abschnitt 6.2.5 beschriebenen Prozess erreicht werden. Alle im Weiteren beschriebenen Lipidextrudate wurden gemahlen und einige nach Mahlung noch ausgerundet. Für die Freisetzungsuntersuchungen und das Testen der Geschmacksmaskierung (Abschnitt 3.1.5.2) wurde eine Siebfraktion zwischen 800 µm und 2000 µm verwendet. Die Zusammensetzung der in diesem Abschnitt vorgestellten Chininhydrochloridextrudate wird durch: C = Chininhydrochlorid, gem = gemahlen, sph = sphäronisiert, beschrieben. Der Anteil der jeweiligen Fraktionen im Extrudat wird wie folgt angegeben: (Arzneistoffanteil [%] / Lipidanteil [%] / PEG-Anteil [%]).

In Abbildung 18 ist die Freisetzung des Chininhydrochlorids aus gemahlenen und sphäronisierten Lipidextrudaten über 150 Minuten dargestellt (Abschnitt 6.3.11). Deutlich sichtbar war der Einfluss des Arzneistoffanteils auf die Freisetzungsgeschwindigkeit. Je höher der Anteil an Chininhydrochlorid ist, desto schneller wurde der Arzneistoff aus den Matrixextrudaten freigesetzt. Erklären lässt sich dieser Effekt durch die Ausbildung von Arzneistoffkristallnetzwerken in der Matrix. Je höher die Arzneistoffkonzentration, desto dichter ist das Netzwerk und umso schneller wird der Arzneistoff aus der Matrix gelöst (Caraballo et al. 1993).

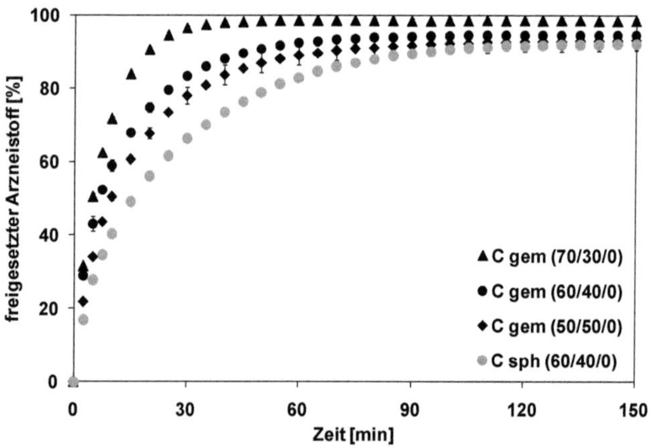

Abbildung 18. Arzneistofffreisetzung aus Lipidextrudaten mit 50 – 70 % Chininhydrochloridgehalt. (Acetatpuffer pH 5,5; n = 3; MW ± s; 100 U/min; Drehkörbchenapparatur; Fehlerbalken sind teilweise durch die Datenpunkte verdeckt).

Auch die Weiterverarbeitung der Lipidextrudate durch Mahlen oder Ausrunden beeinflusste die Freisetzungsgeschwindigkeit. Die ausgerundeten Extrudate setzten den

Arzneistoff langsamer frei als die gemahlenen Extrudate. Dies kann durch die zahlreichen gebrochenen Oberflächen erklärt werden, die während des Mahlens entstehen. Unter anderem führte die vergrößerte Oberfläche im Vergleich zu ausgerundeten Pellets zu einer schnelleren Freisetzung des Arzneistoffs.

Für eine zusätzliche Beschleunigung der Freisetzung wurde 50 % der Lipidmatrix durch den hydrophilen Matrixbildner Macrogol (PEG) 10.000 P ersetzt (Tabelle 8).

Tabelle 8. Rezepturen der Chininhydrochloridextrudate mit Polyethylenglykolanteil.

Chininhydrochlorid [%]	Glyceroltrilaurat [%]	PEG 10.000 P [%]	Weiterverarbeitung	Bezeichnung
50	25	25	gemahlen	C gem (50/25/25)
60	20	20	gemahlen	C gem (60/20/20)
70	15	15	gemahlen	C gem (70/15/15)
60	0	40	gemahlen	C gem (60/0/40)

Bereits in mehreren anderen Arbeiten wurde die Beschleunigung der Arzneistofffreisetzung aus Matrixarzneiformen durch den Einsatz von hydrophilen Porenbildnern beschrieben (Windbergs et al. 2009b; Herrmann et al. 2007). Das gut wasserlösliche Polymer geht schnell in Lösung und hinterlässt dabei im Extrudat Poren. Durch die veränderte Struktur konnten die Arzneistoffe schneller gelöst werden. Das Ausmaß der Freisetzungsbeschleunigung hängt von der Art und Menge des Porenbildners und des Arzneistoffs ab. Dabei muss durch die Beschleunigung der Freisetzungsgeschwindigkeit nicht automatisch eine Geschmacksverschlechterung eintreten. Witzleb et al. (2011a) entwickelten Lipidextrudate mit bis zu 20 % Polyethylenglykolanteil (PEG), deren Geschmack trotzdem erfolgreich maskiert war.

In Abbildung 19 sind die Freisetzungsdaten der gemahlenen Extrudate mit steigendem Arzneistoffanteil in reiner Lipidmatrix und in 5/5 Lipid, PEG-Matrizes zu sehen. Als Vergleich wurden Extrudate mit 60 % Chininhydrochlorid in reiner PEG-Matrix freigesetzt.

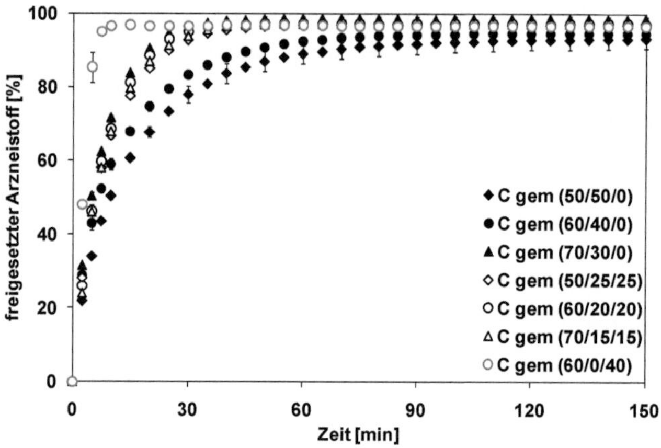

Abbildung 19. Arzneistofffreisetzung aus gemahlenen Extrudaten mit 50 – 70 % Chininhydrochloridgehalt in einer 5/5 Lipid/PEG-Matrix. Als Vergleich dienen gemahlene Matrixextrudate mit reiner Lipid oder reiner PEG-Matrix. (Acetatpuffer pH 5,5; n = 3; MW ± s; 100 U/min; Drehkörbchenapparatur; Fehlerbalken sind teilweise durch die Datenpunkte verdeckt).

Deutlich zu erkennen war die Erhöhung der Freisetzungsgeschwindigkeit durch die Anwesenheit des Polyethylenglykols. Verglichen zur reinen Lipidmatrix bewirkte der hydrophile Porenbildner bei Extrudaten mit 50 % und 60 % Arzneistoffbeladung eine beschleunigte Freisetzung. Extrudate mit 70 % Chininhydrochlorid zeigten unabhängig von der Art der Matrix vergleichbare Freisetzungsprofile. Die Einarbeitung des Arzneistoffs in reine PEG-Matrix ergab die schnellste Freisetzung. Im Gegensatz zu den Matrizes mit Lipidanteil löste sich die gut wasserlösliche Polyethyenglykolmatrix während der Freisetzung auf.

Die bisher gezeigten Freisetzungsverläufe stellten sicher, dass trotz der Einbettung in eine Lipidmatrix eine vollständige Wirkstofffreisetzung gewährleistet war. Für den Geschmack von festen Arzneiformen war die Freisetzung innerhalb der ersten fünf Minuten von besonderem Interesse. In diesem verkürzten Zeitrahmen ließen sich die unterschiedlichen Matrixzusammensetzungen kaum differenzieren. Lediglich Extrudate aus reiner PEG-Matrix sowie die 50 prozentig beladene reine Lipidmatrix zeigten bereits deutliche Abweichungen. Aus der wasserlöslichen PEG-Matrix wurden innerhalb der ersten fünf Minuten über 85 % Chininhydrochlorid freigesetzt. Aus der mit 50 % Arzneistoff beladenen reinen Lipidmatrix wurden während dieser Zeit lediglich knapp 36 % freigesetzt. Alle anderen in Abbildung 19 gezeigten Extrudate setzten nach fünf Minuten zwischen 40 und 45 % Arzneistoff frei.

Auch nach vollständiger Freisetzung der Extrudate wurden nur zwischen 92 und 98 % der Sollkonzentration erreicht. Exemplarisch wurde der Gehalt einiger physikalischer Mischungen bestimmt (Tabelle 9). Ausgehend von diesen Messungen lässt sich die

Arzneistoffdifferenz nicht erklären. Während des Mahlens und Sphäronisierens der Extrudate entstanden allerdings teilweise große Mengen an Staub der nach dem Prozess entfernt wurde. Eine mögliche Erklärung für den verringerten Arzneistoffgehalt der weiterverarbeiteten Extrudate stellt somit der Verlust von Arzneistoff in Form von Staub dar.

Tabelle 9. Chininhydrochloridgehalt der physikalischen Mischungen. (n = 1)

	Gehalt [%]	
C (60/40/0)	103,98	102,08
C (60/20/20)	97,73	100,09
C (60/0/40)	101,65	104,95

Aus dem Freisetzungsprofil der Extrudate konnten keine Rückschlüsse auf eine eventuelle Geschmacksmaskierung gezogen werden. Obwohl der Geschmack bei den Lipidextrudaten lediglich durch die Konzentration des gelösten Arzneistoffs bestimmt werden konnte, ließ sich aufgrund der Probenzugsintervalle von 2,5 Minuten noch keine genaue Aussage treffen. Krause und Breitkreutz (2010) beschrieben Lipidpellets, deren Geschmacksmaskierung durch eine verzögert einsetzende Freisetzung des Arzneistoffs erklärt werden konnte. Ein dünner Lipidfilm auf der Oberfläche der Pellets führte zu einer einige Minuten dauernden *lag-time*.

Insbesondere die Anfangszeiten des Freisetzungsverlaufs lassen Rückschlüsse auf den Geschmack einer Arzneiform zu und sollten differenziert beurteilt werden. Daher wurden die Chargen zusätzlich mit einer faseroptischen UV/Vis-Sonde untersucht (Abbildung 20) (Abschnitt 6.3.12).

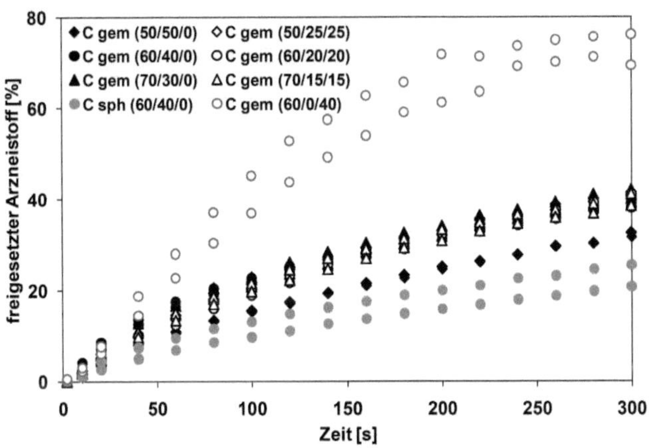

Abbildung 20. Arzneistofffreisetzung aus Matrixextrudaten innerhalb der ersten 300 Sekunden. (Acetatpuffer pH 5,5; n = 2; 100 U/min; Blattrührerapparatur).

Innerhalb der ersten fünf Minuten wurden zwischen 19 und 40 % des Chininhydrochlorids detektiert. Alle Extrudate setzten den Arzneistoff jedoch ohne Zeitverzögerung frei. Bereits nach den ersten fünf Sekunden lagen mindestens 2 % des Chininhydrochlorids gelöst vor.

Grundsätzlich konnte festgestellt werden, dass die Freisetzungsgeschwindigkeit fast aller Chargen vergleichbar war. Innerhalb der ersten fünf Minuten führte die Anwesenheit von PEG in der Lipidmatrix nicht zu einer Beschleunigung der Freisetzung. Lediglich die mit 50 % Chininhydrochlorid beladene reine Lipidmatrix gab den Arzneistoff langsamer als die meisten restlichen Formulierungen frei. Auch das Ausrunden der Extrudate führte innerhalb der ersten fünf Minuten der Freisetzung zu einer geringeren Arzneistofffreigabe.

Das Ausbleiben einer *lag-time* konnte mit rasterelektronenmikroskopischen Aufnahmen einzelner Matrixextrudate nachvollzogen werden. In Abbildung 21 sind je ein Bruchstück und ein ausgerundetes Lipidextrudat mit 60 % Chininhydrochlorid dargestellt.

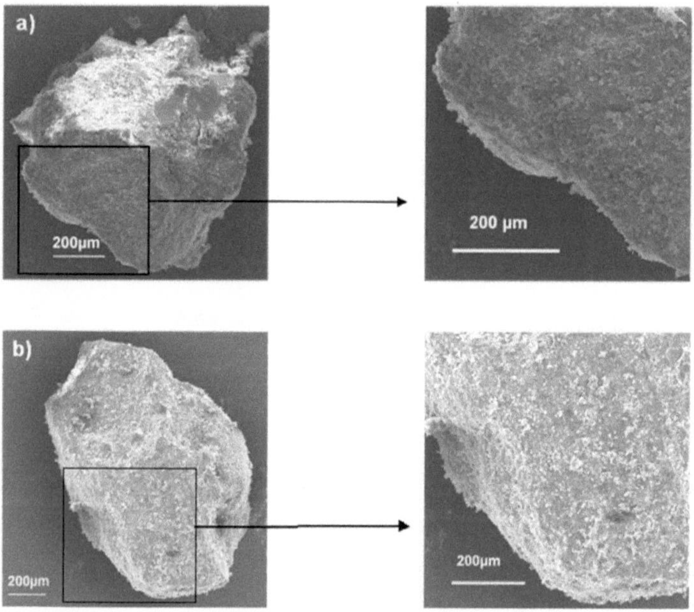

Abbildung 21. Rasterelektronenmikroskopische Aufnahmen von a) gemahlenem Extrudat C gem (60/40/0) und b) ausgerundetem Extrudat C sph (60/40/0).

Auffällig war in beiden Fällen die mit vielen kleinen Partikeln besetzte Oberfläche. Obwohl das ausgerundete Extrudat b) nach dem Sphäronisieren entstaubt wurde, ähnelte die Oberfläche den Bruchflächen des Extrudates a). Offensichtlich führte das Glyceroltrilaurat in Kombination mit dem Chininhydrochlorid zu spröden, wenig plastisch verformbaren Extrudaten, die sich nicht zufriedenstellend zu Pellets ausrunden ließen. Bezogen auf den Freisetzungsbeginn war es in beiden Fällen somit nachvollziehbar, dass keine *lag-time* detektiert werden konnte. Die anhaftenden Partikel lassen keine Zeitverzögerung der Freisetzung zu.

Obwohl bei keiner Charge eine *lag-time* nachgewiesen werden konnte, könnte trotzdem eine Geschmacksmaskierung durch das Einbetten des Arzneistoffs in eine Lipidmatrix erfolgt sein. Der Geschmack von exemplarischen Chargen wird in Abschnitt 3.1.5.2 mittels der elektronischen Zunge analysiert.

Geschmacksmaskierung durch Anwendung patentierter Formulierungen

Wie bereits erwähnt, konnten Krause und Breitkreutz (2010) durch die Mischung von Lipiden mit geringerem und höherem Schmelzbereich geschmacksmaskierte Pellets entwickeln. Die Ausbildung eines Lipidfilms an der Oberfläche führte zu einer verzögert einsetzenden Freisetzung des Arzneistoffs, die als Geschmacksmaskierung bestätigt werden konnte. Diese bereits als funktionstüchtig nachgewiesenen Matrixformulierungen wurden mit dem extrem bitteren Chininhydrochlorid verarbeitet (Tabelle 10). Dabei sollte untersucht werden, ob der Arzneistoff mit den bekannten Formulierungen geschmacksmaskiert werden kann.

Tabelle 10. Rezepturen auf Basis der patentierten Entwicklung von Krause und Breitkreutz (2010).

Chinin-hydrochlorid [%]	Hartfett [%]	Glycerol-dibehenat [%]	Glycerol-distearat [%]	Glycerol-trimyristat [%]	Weiter-verarbeitung	Bezeichnung
60	30	5	5	0	ausgerundet	C sph (60/40/0) Pat-1
60	30	0	5	5	ausgerundet	C sph (60/40/0) Pat-2

In Abbildung 22 sind die Freisetzungsprofile der sphäronisierten Extrudate mit 60 % Arzneistoff und in reiner Lipidmatrix aus einer Mischung von höheren und niedriger schmelzenden Fetten dargestellt. Als Vergleich zu den Daten der mit bekannten Lipidformulierungen hergestellten Pellets dienen die Freisetzungsdaten der ausgerundeten Extrudate aus 60 % Chininhydrochlorid und 40 % Glyceroltrilaurat. Alle untersuchten Extrudate waren zwischen 800 und 2000 µm groß, jedoch abhängig von den jeweiligen Rezepturen von unterschiedlicher Rundheit (vgl. Abbildung 21 und Abbildung 24).

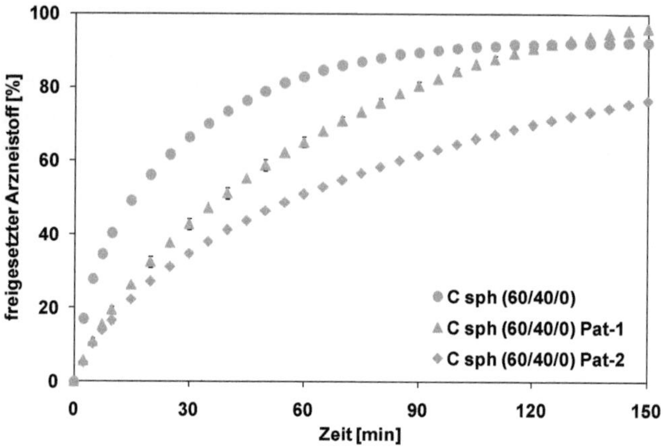

Abbildung 22. Arzneistofffreisetzung aus Matrixextrudaten mit bekannter geschmacksmaskierender Lipidformulierung. (Acetatpuffer pH 5,5; n = 3; MW ± s; 100 U/min; Drehkörbchenapparatur; Fehlerbalken sind teilweise durch die Datenpunkte verdeckt).

Obwohl alle Extrudate den gleichen Anteil an Arzneistoff aufwiesen, unterschieden sich die Freisetzungsprofile. Verglichen mit gerundeten Trilauratextrudaten wurde der Arzneistoff wesentlich langsamer freigesetzt. Dieser Effekt trat bereits nach fünf Minuten deutlich erkennbar auf. Die beiden Chargen mit der von Krause und Breitkreutz (2010) entwickelten Lipidformulierung setzten lediglich 10 % des Arzneistoffs frei, die ausgerundeten Extrudate mit Glyceroltrilaurat 25 %.

Für eine genauere Untersuchung der Freisetzungsprofile wurden beide Formulierungen mittels der faseroptischen UV/Vis-Sonde analysiert (Abbildung 23). In Abschnitt 6.3.12 sind die notwendigen Veränderungen der Freisetzungsbedingungen erläutert. Unabhängig von der gewählten Freisetzungsapparatur waren die freigesetzten Arzneistoffmengen bei beiden Methoden ähnlich. Im Vergleich zu den sphäronisierten Extrudaten mit Glyceroltrilauratmatrix wurde innerhalb der ersten 300 Sekunden aus den Lipidextrudaten mit der Rezeptur nach Krause und Breitkreutz (2010) lediglich 10 % und damit wesentlich weniger Chininhydrochlorid freigesetzt. Eine Verzögerung des Freisetzungsbeginns war nicht zu beobachten. Aus beiden Chargen löste sich nach nur 2 Sekunden bereits 1 % des Arzneistoffs.

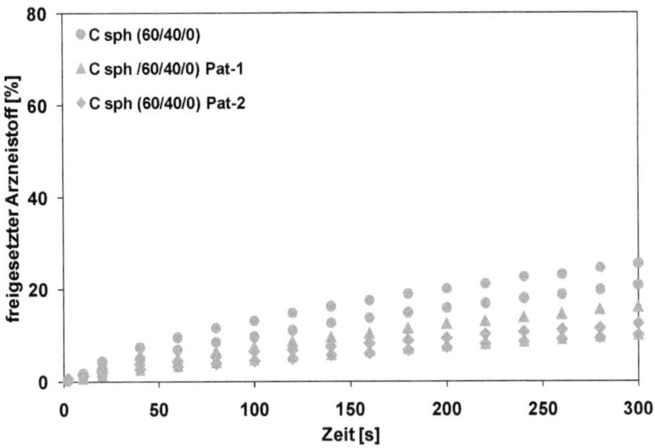

Abbildung 23. Arzneistofffreisetzung aus Matrixextrudaten mit bekannter geschmacksmaskierender Lipidformulierung innerhalb der ersten 300 Sekunden. (Acetatpuffer pH 5,5; n = 2; 100 U/min; Blattrührerapparatur)

Im Gegensatz zu den gemahlenen und ausgerundeten Extrudaten der Charge C (60/40/0) ergab die rasterelektronenmikroskopische Aufnahme keinen Aufschluss über das Ausbleiben der *lag-time* (Abbildung 24).

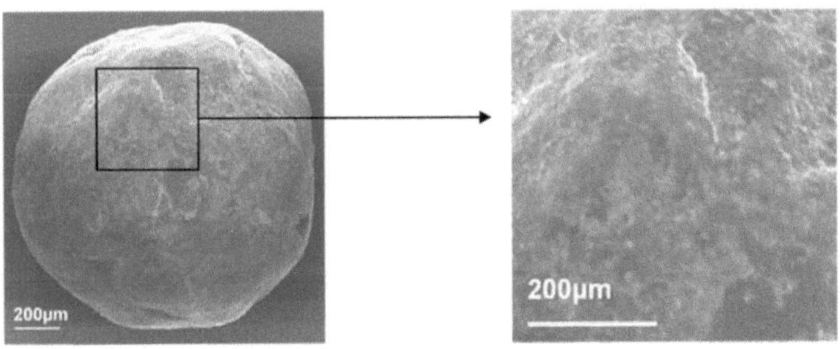

Abbildung 24. Rasterelektronenmikroskopische Aufnahme eines Pellets der Charge C sph (60/40/0) Pat-1.

Die Oberfläche des Lipidpellets ist glatt und frei von aufgelagerten Partikeln. Die Freisetzung sollte bei einer durch den Ausrundungsprozess gebildeten Lipidschicht erst verzögert einsetzen. Eine mögliche Erklärung für das Ausbleiben einer *lag-time* ist die Einlagerung von kleinen Chininhydrochloridpartikeln direkt in der Lipidoberfläche des Pellets.

Geschmacksmaskierung durch Minimierung des Arzneistoffgehalts

Ein weiterer Ansatz um den Geschmack durch Einbettung des Arzneistoffs in ein Matrixsystem zu maskieren, ist die Reduktion des Arzneistoffgehalts. Dabei sollte untersucht werden, ob die Geschmacksmaskierung durch die Einbettung von Chininhydrochlorid in eine Triglyceridmatrix generell möglich ist. Der Arzneistoffgehalt wurde auf 10 % reduziert und Lipidextrudate mit reiner Lipidmatrix oder 5/5 Lipid/PEG-Matrix wurden produziert. Die verwendeten Rezepturen sind in Tabelle 11 und die Daten der Freisetzung in Abbildung 25 und Abbildung 26 dargestellt.

Innerhalb der dargestellten 150 Minuten wurden aus den reinen Lipidextrudaten mit 10 % Chininhydrochlorid Beladung weniger als 1 % Arzneistoff gelöst. Der bittere Geschmack sollte gering sein. Da der Arzneistoff über die 150 Minuten nahezu vollständig in der Matrix verblieb, war die Formulierung nicht geeignet und wurde somit nicht näher analysiert. Im Vergleich zeigten sphäronisierte Lipidextrudate in einer 5/5 Lipid/PEG-Matrix eine deutlich erhöhte Freisetzungsgeschwindigkeit. Auch bei dieser Formulierung wurde nach 150 Minuten keine vollständige Freisetzung erreicht (Abbildung 25). Mit 70 % freigesetzten Arzneistoff nach 150 Minuten konnte jedoch eine deutliche Beschleunigung der Freisetzung durch PEG-Zusatz erzielt werden.

In Abbildung 26 ist die Arzneistofffreisetzung innerhalb der ersten 300 Sekunden dargestellt. Trotz der Reduktion des Chininhydrochloridgehalts auf 10 %, konnte keine verzögerte Freisetzung detektiert werden. Auch bei dieser Charge war eine Geschmacksmaskierung demnach unwahrscheinlich.

Geschmacksmaskierung durch Reduzierung des Arzneistoffstaubanteils

Zusätzlich zum hohen Bitterwert des Chininhydrochlorids wies der in dieser Arbeit verwendete Arzneistoff teilweise kleine Partikelgrößen auf (Abschnitt 3.2). Bereits geringe Mengen Arzneistoff in der Oberfläche der Extrudate und Pellets führten zu einem stark bitteren Geschmack. Damit weniger Chininhydrochlorid mit geringen Partikelgrößen für die Einlagerung in die Extrudatoberflächen zur Verfügung stand, wurde der Arzneistoff vorextrudiert. Das Prinzip der Doppelextrusion wurde von Windbergs et al. (2010c) zur Modifizierung von Freisetzungsprofilen genutzt. Da grundsätzlich eine zweifache Extrusion von Lipid und Arzneistoff möglich war, wurde der Einfluss der Doppelextrusion auf die Geschmacksmaskierung untersucht. Dafür wurden nach der ersten Lipidextrusion die Matrixextrudate gemahlen und die entstandenen Bruchstücke erneut mit Lipid extrudiert. Die verwendeten Rezepturen sind in Tabelle 11 aufgelistet.

Tabelle 11. Rezepturen mit reduziertem Arzneistoffgehalt und reduziertem Arzneistoffstaubanteil.

Chininhydrochlorid [%]	Glyceroltrimyristat [%]	PEG 10.000 P [%]	Weiterverarbeitung	Bezeichnung
10	90	0	ausgerundet	C sph (10/90/0)
10	72	18	ausgerundet	C sph (10/72/18)
10	45	45	ausgerundet	C sph (10/45/45)
70	30	0	gemahlen	C gem (70/30/0)*
50	50	0	gemahlen	C gem (50/50/0) d

* = Vorextrusion, keine Analytik durchgeführt

Abbildung 25 zeigt die Freisetzung des Chininhydrochlorids nach doppelter Extrusion im Vergleich zu einmaliger Extrusion.

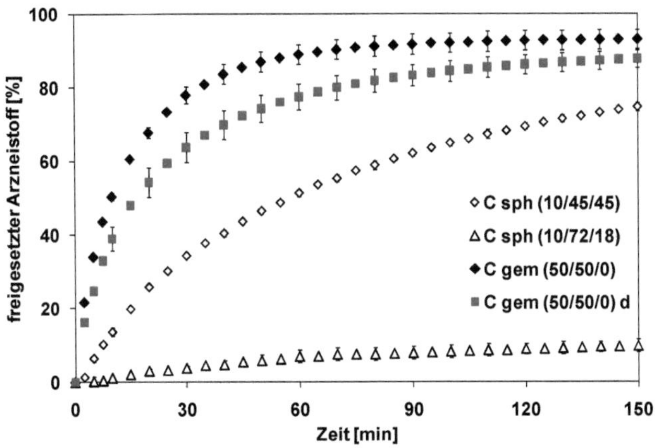

Abbildung 25. Arzneistofffreisetzung aus gemahlenen und ausgerundeten Extrudaten mit 10 – 50 % Chininhydrochloridgehalt in reiner Lipid oder einer Lipid / PEG-Matrix. (Acetatpuffer pH 5,5; n = 3; MW ± s; 100 U/min; Drehkörbchenapparatur; Fehlerbalken sind teilweise durch die Datenpunkte verdeckt).

Verglichen mit den einmal extrudierten Bruchstücken wurde das Chininhydrochlorid aus den doppelt extrudierten Matrizes langsamer freigesetzt. Bereits nach fünf Minuten Freisetzung unterscheiden sich beide Freisetzungsverläufe erkennbar. Im Freisetzungsmedium der einmal extrudierten Charge wurde 35 % des Chininhydrochlorids detektiert, bei der doppelt extrudierten Charge hingegen nur 25 %.

Die Freisetzungsprofile der ersten fünf Minuten zeigten keine verzögerte Freisetzung (Abbildung 26). Wieder konnte keine *lag-time* detektiert werden.

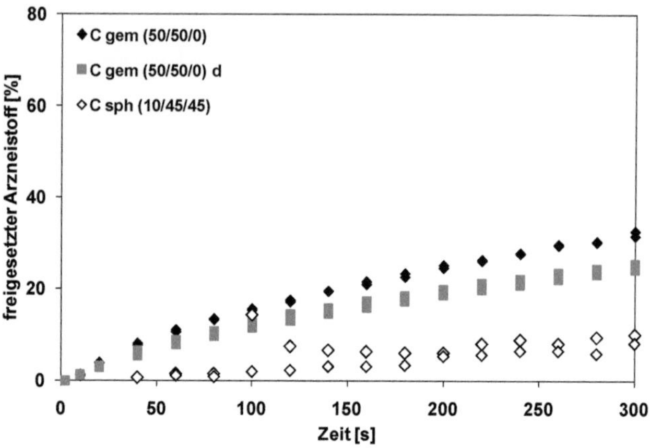

Abbildung 26. Arzneistofffreisetzung aus gemahlenen und ausgerundeten Extrudaten mit 10 – 50 % Chininhydrochloridgehalt in reiner Lipid oder einer Lipid/PEG-Matrix über 300 Sekunden. (Acetatpuffer pH 5,5; n = 2; 100 U/min; Blattrührerapparatur)

Durch die Vorextrusion des Chininhydrochlorids konnte die Ausgangsteilchengröße des Arzneistoffextrudats vergrößert werden, das Freisetzungsprofil konnte jedoch nicht bedeutend beeinflusst werden. Eine Geschmacksmaskierung der resultierenden Extrudate war somit weiter unwahrscheinlich.

Die rasterelektronenmikroskopische Aufnahme des gemahlenen Extrudates lieferte Hinweise für das Fehlen einer *lag-time*.

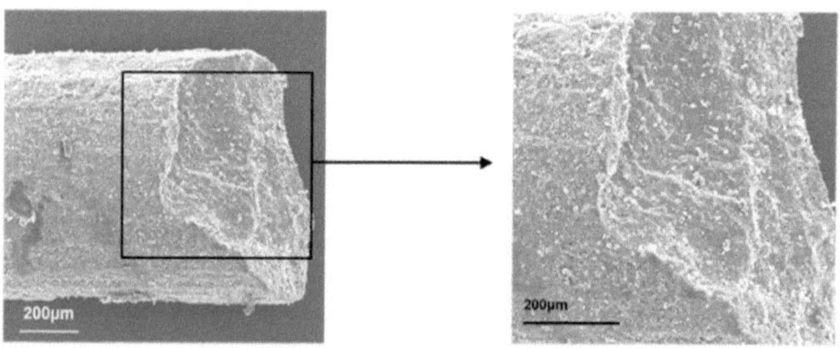

Abbildung 27. Rasterelektronenmikroskopische Aufnahme gemahlenen Extrudats der Charge C gem (50/50/0) d.

Sowohl auf der zylindrischen Oberfläche des Extrudats als auch auf der Bruchfläche hafteten kleine Partikel. Da diese im Freisetzungsmedium den Arzneistoff direkt freigeben können, ist eine Geschmacksmaskierung unwahrscheinlich.

Vier unterschiedliche Ansätze, den Geschmack von Chininhydrochlorid durch Einarbeitung in eine Matrix zu maskieren, wurden untersucht. Auf Basis der Lipidextrusion wurden Matrixarzneiformen entwickelt und deren Freisetzungsprofile analysiert. Bei keiner der getesteten Chargen konnte eine verzögert einsetzende Arzneistofffreigabe in Form einer *lag-time* detektiert werden. Ausgehend von den gemessenen Arzneistoffkonzentrationen innerhalb der ersten 300 Sekunden ist eine Geschmacksmaskierung demnach unwahrscheinlich. Diese Einschätzung wurde durch Geschmacksanalysen mittels der elektronischen Zunge an exemplarischen Extrudatchargen untersucht (Abschnitt 3.1.5.2).

3.1.5. Charakterisierung der Geschmacksmaskierung

3.1.5.1. Minitabletten

Nach der Entwicklung und Charakterisierung der überzogenen Minitabletten (Abschnitt 3.1.3) wurde der Geschmack mittels der elektronischen Zunge analysiert (Abschnitt 6.4). Bedingt durch die Auflösung fester Arzneiformen verändert sich die Geschmacksintensität über die Zeit. Die überzogenen Chininhydrochloridminitabletten wurden freigesetzt und nach definierten Zeitintervallen (Abschnitt 6.4.1) Proben entnommen. Diese wurden sowohl mittels der elektronischen Zunge als auch mittels der UV-Spektroskopie als Referenzmethode vermessen. Wie in Abschnitt 3.1.3 dargestellt, konnte das Chininhydrochlorid auch in Anwesenheit des Überzugspolymers quantitativ detektiert werden. Die durch die elektronische Zunge erhaltenen Messdaten wurden durch multivariate Datenanalyse auf das Kalibriermodell bezogen und in Arzneistoffkonzentrationen umgerechnet.

In Abbildung 28 sind die mittels der elektronischen Zunge und der UV-Spektroskopie gemessenen, freigesetzten Arzneistoffkonzentrationen über 300 Sekunden dargestellt.

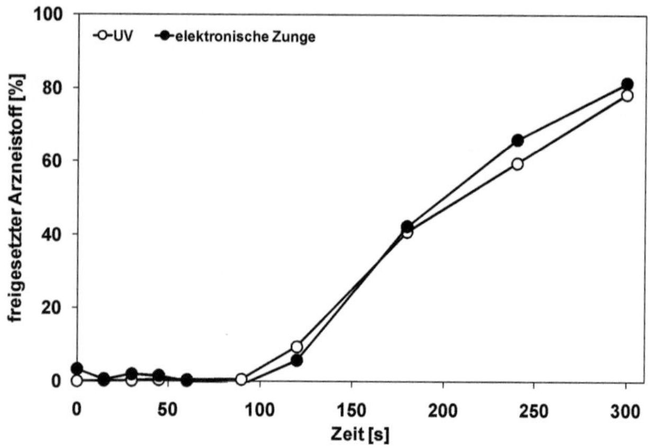

Abbildung 28. Freisetzung der überzogenen Chininhydrochloridminitabletten gemessen mittels der elektronischen Zunge und der UV-Spektroskopie. (Acetatpuffer pH = 5,5; n = 1)

Die elektronische Zunge und das UV-Spektrometer ergaben nahezu übereinstimmende Arzneistoffkonzentrationen. Durch beide Methoden konnte eine *lag-time* der überzogenen Minitabletten von mindestens 90 Sekunden detektiert werden. Anschließend wurde der Arzneistoff freigesetzt, was zu einer gelösten Menge von 80 % Chininhydrochlorid nach 300 Sekunden Freisetzung führte. Mittels der elektronischen Zunge wurde die in Abschnitt 3.1.3.4 beschriebene *lag-time* im Freisetzungsprofil der überzogenen Minitabletten als vollständige Geschmacksmaskierung bestätigt.

3.1.5.2. Matrixextrudate

Nach der Entwicklung und der Charakterisierung des Freisetzungsprofils der Matrixextrudate wurde die Geschmacksmaskierung exemplarischer Chargen (C gem (60/40/0) und C sph (60/40/0)) ebenfalls mit der elektronischen Zunge untersucht. Während die Messergebnisse mit den durch UV-Spektroskopie erhaltenen Daten bei geringeren Werten wenig voneinander abwichen, zeigten sich bei ansteigenden Arzneistoffkonzentrationen immer deutlichere Unterschiede. Die Korrelation der Geschmacksdaten mit den gemessenen Arzneistoffkonzentrationen wird in Abschnitt 3.4.1 diskutiert.

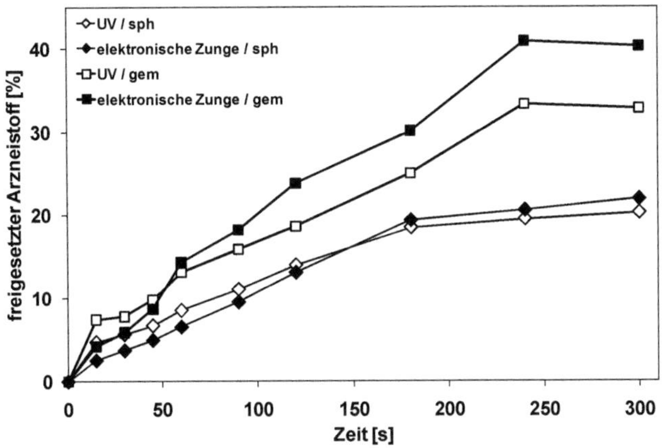

Abbildung 29. Freisetzung der gemahlenen (C gem (60/40/0)) und ausgerundeten (C sph (60/40/0)) Chininhydrochloridextrudate, gemessen mit der elektronischen Zunge und UV-Spektroskopie (UV). (Acetatpuffer pH = 5,5; n = 1)

Die durch die elektronische Zunge generierten Geschmacksdaten bestätigten die Vermutung aus Abschnitt 3.4. Selbst nach 15 Sekunden Freisetzung wurden aus den Matrixextrudaten mindestens 2 % Arzneistoff freigesetzt. Obwohl durch die Einbettung des Chininhydrochlorids in die Lipidmatrix eine Verlängerung der Freisetzung und damit verglichen mit dem Reinstoff ein reduzierter Geschmack erfolgte, konnte keine ausreichende Geschmacksmaskierung nachgewiesen werden.

3.1.6. Zusammenfassung

Das extrem bittere Chininhydrochlorid konnte zu Minitabletten mit 2 mm und erstmalig zu Minitabletten mit 1 mm Durchmesser verarbeitet werden. Dabei wurden eine Beladung von bis zu 90 % Arzneistoff sowie robuste mechanische Eigenschaften erreicht. Durch Überziehen der 2 mm Minitabletten konnte eine *lag-time* von bis zu 90 Sekunden erzielt werden. Als weitere multipartikuläre Arzneiform wurden Lipidmatrixextrudate mit bis zu 70 % Arzneistoff hergestellt. Trotz unterschiedlicher Ansätze konnte deren Freisetzung verlängert, aber nicht verzögert werden. Mittels der elektronischen Zunge wurde der Geschmack der Freisetzungsmedien analysiert und korrelierte mit den jeweiligen Freisetzungsprofilen. Der Geschmack der überzogenen Minitabletten war bis zu 90 Sekunden maskiert. Bei den Lipidextrudaten ließ sich jedoch keine ausreichende Geschmacksmaskierung nachweisen.

3.2. Ibuprofen

3.2.1. Einleitung

Ein weiteres Ziel der vorliegenden Arbeit war die Entwicklung und Charakterisierung von geschmacksmaskierten Arzneiformen mit Ibuprofen. Dabei sollten als Vertreter multipartikulärer Arzneiformen analog zum Chininhydrochlorid überzogene Minitabletten und Lipidmatrixextrudate hergestellt werden. Ibuprofen ist ein nichtsteroidales Antiphlogistikum. Neben der analgetischen Indikation wird Ibuprofen häufig bei Kindern zur Temperatursenkung bei Infektionskrankheiten eingesetzt. Obwohl Ibuprofen sich als Säure strukturell von dem kationischen Chininhydrochlorid unterscheidet, verfügt es ebenso über einen bitteren und zusätzlich adstringierenden Geschmack. Aus der Literatur ist bekannt, dass Ibuprofen über schlechte Presseigenschaften verfügt (Dwivedi et al. 1992) und während des Tablettierens zum Kleben an den Stempeln neigt (vgl. Abschnitt 3.2.3). Im folgenden Abschnitt wird die Problematik diskutiert und die entsprechenden Rezepturansätze dargestellt. Nach der Entwicklung von multipartikulären Ibuprofenarzneiformen sollten erfolgreiche Formulierungen mittels der elektronischen Zunge auf den Geschmack und die Güte der Geschmacksmaskierung untersucht werden.

3.2.2. Charakterisierung des Arzneistoffs

Mehrere Arbeitsgruppen haben sich mit dem Einfluss der Partikelform auf das Press- und Fließverhalten von Ibuprofen beschäftigt (Garekani et al. 2001; Di Martino et al. 2002). Dabei führten nadelförmige Ibuprofenpartikel zu besonders schlechter Fließfähigkeit und zu Tabletten mit geringer Druckfestigkeit. Abbildung 30 zeigt eine REM-Aufnahme des in der vorliegenden Arbeit verwendeten Ibuprofenpulvers.

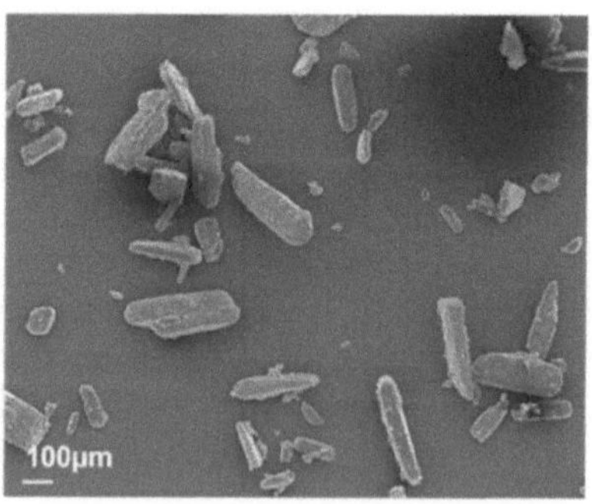

Abbildung 30. Rasterelektronenmikroskopische Aufnahmen des Ibuprofenpulvers.

Deutlich sind die großen, nadelförmigen Arzneistoffpartikel zu erkennen. In früheren Studien ist bereits mehrfach gezeigt worden, dass nadelförmige Arzneistoffpartikel in der Weiterverarbeitung zu Arzneiformen problematisch sein können. Insbesondere bei der Tablettierung (Jbilou et al. 1999; Kaerger et al. 2004) aber auch bei der Extrusion von nadelförmigen Arzneistoffen (Witzleb et al. 2011b) wurden zahlreiche Probleme beobachtet.

3.2.3. Herstellung und Charakterisierung von Minitabletten

3.2.3.1. 2 mm und 1 mm Minitabletten

Herstellung

Zusätzlich zu der nadelförmigen Partikelform und den allgemein schlechten Fließ- und Presseigenschaften des Ibuprofens ist der Arzneistoff für seine Klebetendenz an Tablettierwerkzeugen bekannt (Rasenack und Müller 2002). Als Kleben wird das Anhaften von Tablettenmasse an der Matrizenwand und den Stempeloberflächen bezeichnet. Die resultierenden Tabletten haben meist raue Oberflächen bis hin zu kreisrunden Löchern.

Zahlreiche Formulierungen wurden in der vorliegenden Arbeit bei unterschiedlichen Pressdrücken zu Ibuprofenminitabletten verpresst (Abschnitt 6.2.3). Die Rezepturentwicklung sowie die aufgetretenen Probleme sind in Tabelle 12 genannt. Die meisten Formulierungsansätze resultierten aufgrund der Klebeneigung des Ibuprofens in Minitabletten mit unebener Oberfläche. Nach wenigen Umdrehungen der Rundläuferpresse wurde zu Beginn der Formulierungsentwicklung die komplette Kalotte der Minitabletten vom zentralen Zylinder getrennt und verblieb in der Wölbung der Stempeloberflächen. Dieses Phänomen wird als *picking* bezeichnet (Ritschl und Bauer-Brandl 2002). Zusätzlich hafteten Teile der Tablettiermischungen an den Innenwandungen der 19-fach Matrizen. Als Folge stießen die Oberstempel beim Eintauchen in die Matrize auf einen Widerstand. Die benötigte Kraft zum tieferen Eintauchen der Stempel wurde über Dehnungsmessstreifen als Vordruck detektiert und wird als *binding* bezeichnet (Ritschl und Bauer-Brandl 2002). Nach weniger als zehn Umdrehungen resultierte dabei ein Vordruck von bis zu 800 N, aufgrund dessen der Tablettiervorgang abgebrochen wurde. Die Tablettenunterstempel ließen sich nicht mehr aus den Matrizen entfernen und konnten nur mit zusätzlichem Werkzeug entfernt werden. Das Anhaften von Tablettiermischung an der Innenwandung der Matrize führte zusätzlich zu dem erschwerten Eintauchen der Oberstempel und den Problemen beim Entfernen der Unterstempel zu erhöhten Aushebekräften während des Tablettierens. Nach wenigen Umdrehungen wurden Kräfte größer 1000 N detektiert. Derart hohe

Aushebekräfte konnten vom Messsystem der Tablettenpresse nicht weiter differenziert werden. Im Zuge der Rezepturentwicklung sollte die Formulierung im Hinblick auf eine verringerte Klebeneigung optimiert werden.

Unpolierte, raue Stempeloberflächen oder Matrizenwandungen können die Klebetendenz von Tablettiermischungen verstärken. Roberts et al. (2004a) untersuchten den Einfluss der Stempeloberfläche und der Stempelgeometrie auf die Klebetendenz von Ibuprofen. Je konkaver die genutzten Stempelwerkzeuge waren, desto weniger Kleben konnte festgestellt werden. In der vorliegenden Arbeit wurden bis dahin ungenutzte, konkave Stempelwerkzeuge verwendet, die somit die Klebetendenz nicht weiter intensivierten. Zusätzlich wurden die 19-fach Stempelwerkzeuge und die entsprechenden Matrizen nach jedem Anhaften von Tablettierformulierung mit einem organischen Lösungsmittel gereinigt. Trotz der Reinigungsschritte konnte keine Verbesserung der Klebetendenz beobachtet werden.

Auch die Luftfeuchtigkeit während des Tablettierens beeinflusst die Klebetendenz von Tablettiermischungen. Bestenfalls sollte die Umgebungsfeuchte zwischen 35 und 40 % liegen und 50 % nicht überschreiten (Ritschl und Bauer-Brandl 2002). Sämtliche Versuche wurden in einem Klimaraum bei 21°C und 45 % r.F. durchgeführt und sollten daher keinen Einfluss auf die Klebeneigung haben.

Des Weiteren beeinflussen der Pressdruck und die gewählte Tablettiergeschwindigkeit die Klebeneigung von Formulierungen. Aoki und Danjo (1998) beobachteten, dass die Klebetendenz von Ibuprofen mit steigendem Pressdruck sank. Zusätzlich führte eine geringe Tablettiergeschwindigkeit zur Verbesserung der Eigenschaften. Entsprechend der Beobachtungen wurden die Tablettiermischungen mit unterschiedlichen Pressdrücken bis zu 87 MPa verpresst. Bei allen Versuchen wurde die geringste mögliche Umdrehungsgeschwindigkeit der Rundläufertablettenpresse von 10 U/min gewählt. Trotz leichter Verbesserung der Tablettenoberflächenbeschaffenheit durch Erhöhung des Pressdrucks konnten weiterhin keine glatten Minitabletten erzeugt werden. Die Erhöhung des Pressdrucks veränderte das Anhaften der Mischungen innerhalb der Matrizen nicht.

Zusätzlich zu den maschinellen Bedingungen haben auch die verwendeten Substanzen in der Tablettiermischung Einflüsse auf die Klebeneigung. Der geringe Schmelzpunkt des Ibuprofens (75°C) wird zwar bei der Herstellung von Schmelzgranulaten genutzt, verstärkt aber die Klebeneigung durch mögliches Sintern während des Tablettierens an einer Rundläufertablettenpresse. In Tabelle 12 sind die unterschiedlichen Formulierungsansätze zur Herstellung von Ibuprofenminitabletten aufgelistet. Alle Zubereitungen wurden bei von Presskräften 50, 67 und 84 MPa verpresst.

Tabelle 12. Verpresste Formulierungen für die Entwicklung von Ibuprofenminitabletten mit glatter Oberfläche.

Nr.	Ibuprofen				Füllmittel				Schmiermittel			Sprengmittel			Fließregulierungsmittel	Problem
	Pulver	Granulat 100%	Granulat 97,5 %	direkt verpressbar	Flowlac 100	DiCaPhos AN	Tablettose 80	Prosolv SMCC	Magnesium-stearat	Calcium-behenat	Talkum	Kollidon CL-M	Ac-Di-Sol	Kollidon CL	kolloidale Kieselsäure	
1	70,0				33,5				1,0			5,0			0,5	picking
2	70,0				32,5				2,0			5,0			0,5	picking
3	70,0				31,5				3,0			5,0			0,5	picking
4			100,0												0	picking
5			99,5						0,5						0	picking
6			99,0						1,0						0	picking
7			80,0			19,5			0,5						0	picking/binding
8			80,0			19,0			1,0						0	picking/binding
9			80,0			19,0			0,5						0,5	picking/binding
10			60,0			39,5			0,5						0	picking/binding
11			60,0			39,0			1,0						0	picking/binding
12			60,0			39,0			0,5						0,5	picking/binding
13				90,0			4,5		1,0			4,0			0,5	picking/binding
14				90,0			3,5		2,0			4,0			0,5	picking/binding
15				90,0			2,5		3,0			4,0			0,5	picking/binding
16				90,0			3,5			2,0		4,0			0,5	picking/binding
17				90,0			2,5			3,0		4,0			0,5	picking/binding
18		70,0						29,0			1,0				0,5	kein Zerfall
19		70,0						28,0			2,0				0,5	kein Zerfall
20		70,0						27,0			3,0				0,5	kein Zerfall
21		70,0						24,5			1,0	4,0			0,5	o.K
22		70,0						24,5			1,0		4,0		0,5	o.K
23		70,0						24,5			1,0			4,0	0,5	o.K
24	70,0							26,5			1,0			2,0	0,5	o.K
25			70,0					28,5			1,0				0,5	o.K

Ibuprofen Pulver = **Ibuprofen® 90**
Ibuprofen Granulat 100 % = **trockengranuliertes Ibuprofen® 90**
Ibuprofen Granulat 97,5 % = **trockengranulierte Mischung aus Ibuprofen® 90 (97,5 %) + Magnesiumstearat (0,5 %) + Kollidon® CL (2,0 %)**
Ibuprofen direkt verpressbar = **Ibuprofen DC 100®**
Flowlac® 100 = **sprühgetrocknete α-Lactose-Monohydrat**
DiCaPhos® AN = **Dicalciumphosphat-Anhydrat**
Tablettose® 80 = **granulierte α-Lactose-Monohydrat**
Prosolv® SMCC = **silifizierte Mikrokristalline Cellulose**
Kollidon® CL-M = **Crospovidon**
Ac-Di-Sol = **Natriumcroscarmellose**
Kollidon® CL = **Crospovidon**

Wang und Zhang (1995) und Kaerger et al. (2004) beschrieben eine Verbesserung des Tablettierverhaltens durch Mahlung von nadelförmigen Ausgangspartikeln. Die Veränderung der Partikelform sollte auch in dieser Arbeit zu einem verbesserten Tablettierverhalten des Ibuprofens führen. Mittels einer Ultrazentrifugalmühle (Abschnitt 6.2.6) wurde das Ibuprofen gemahlen. Dabei wurde der Arzneistoff jedoch stark elektrostatisch aufgeladen und haftete durch elektrostatische Anziehungskräfte an den umliegenden Maschinenteilen an. Diese Methode war nicht für die größere Produktion der Minitabletten geeignet.

Möller (1998) bewertete die Erkenntnisse zur Verarbeitung des Ibuprofens in einem Übersichtsartikel und schlossen, dass der problematische Arzneistoff nur selten ohne Vorbehandlung verpressbar sei. Daher wurde der pulverförmige Arzneistoff mittels eines Walzenkompaktors trockengranuliert (Abschnitt 6.2.2). Inghelbrecht und Remon (1998) beschrieben, dass Ibuprofen durch Fragmentierung und Sinterung während des Kompaktierens in Kombination mit MCC Granulate ergab, die in druckfesten Tabletten resultierten. Folglich wurden die meisten Ibuprofenmischungen dieser Arbeit mit trockengranuliertem Arzneistoff ausgetestet. Da Ibuprofen zusätzlich zu dem problematischen Pressverhalten über eine pH-abhängige schlechte Löslichkeit verfügt, war die spätere Partikelgröße des Arzneistoffs und des Arzneistoffgranulats für die Lösungsgeschwindigkeit der Minitabletten von Bedeutung. Der Arzneistoff wurde mit Crospovidon als Sprengmittel und Magnesiumstearat als Schmiermittel kompaktiert. Als Vergleich wurde reines Ibuprofen trockengranuliert.

Da auch durch die Trockengranulation keine Tabletten mit glatter Oberfläche erreicht werden konnten, wurde für einige Versuche ein speziell hergestelltes Ibuprofen verwendet. Dieses war laut Herstellerangaben in Konzentrationen von 90 % direkt verpressbar. Allerdings führten auch diese Formulierungen nicht zum gewünschten Erfolg.

Schmiermittel in unterschiedlicher Konzentration verringern im Normalfall die Klebetendenz von Tablettierformulierungen. Das häufig verwendete Magnesiumstearat wurde daher bei der Formulierungsfindung in Konzentrationen von 1,0 % eingesetzt. Eine Erhöhung des Anteils auf 3,0 % brachte keine Verringerung der Klebeneigung. Roberts et al. (2004b) untersuchten den Einfluss von Magnesiumstearat und Stearinsäure auf die Klebeeigenschaften von Ibuprofenformulierungen. Dabei beobachteten sie bei Ibuprofenmischungen mit Magnesiumstearatkonzentrationen größer 1 % ein Eutektikum, welches den ohnehin niedrigen Schmelzpunkt von Ibuprofen um weitere 5°C verringerte. Im folgenden Verlauf der Studie wurde daher lediglich 1,0 % Magnesiumstearat oder Calciumbehenat in unterschiedlichen Konzentrationen als Schmiermittel eingesetzt. Dies führte jedoch auch nicht zu einer Verbesserung der Oberflächenbeschaffenheit der resultierenden Minitabletten.

Neben der Modifizierung des eingesetzten Arzneistoffs und der Schmiermittelart und Schmiermittelkonzentration wurden unterschiedliche Füllstoffe verwendet. Die verschiedenen Presseigenschaften der verwendeten Lactose, des Dicalciumphosphats und der mikrokristallinen Cellulose sollten die Presseigenschaften des Ibuprofens verbessern. Der Einsatz von koprozessierter mikrokrostalliner Cellulose führte zum Erfolg. Gohel und Jogani (2005) berichteten über das gute Fließverhalten, die Trockenbindeeigenschaften und die besonderen Vorteile dieser Substanz beim Verpressen von klebenden Arzneistoffen. Durch Einsatz des koprozessierten Füllmittels gelang es, Minitabletten mit 70 % Ibuprofen und glatter Oberfläche zu produzieren.

Um den Einfluss des koprozessierten Füllstoffs leichter beurteilen zu können, wurden in den getesteten Formulierungen lediglich für das Verpressen notwendige Hilfsstoffe eingesetzt. Auf die Zumischung von Sprengmittel wurde vorerst verzichtet. Nachdem Ibuprofenminitabletten mit glatter Oberfläche reproduzierbar hergestellt werden konnten, wurden unterschiedliche Sprengmittel in die Minitabletten eingearbeitet. Alle Sprengmittel führten innerhalb weniger Sekunden zum Zerfall der Minitabletten in kleinere Fragmente.

Wie bereits erwähnt, hat die Partikelgröße des schwerlöslichen Ibuprofens und des Arzneistoffgranulats einen Einfluss auf die Lösungsgeschwindigkeit der resultierenden Arzneiform. Mit steigender Partikeloberfläche und geringerer Partikelgröße steigt die Lösungsgeschwindigkeit (Noyes und Whitney 1897). Deshalb wurde der Einfluss der Art und Weise der Einarbeitung des Sprengmittels in die Minitabletten auf die Freisetzung des Arzneistoffs untersucht. In Tabelle 13 sind die Tablettierformulierungen zusammengestellt. Das Trockengranulat mit 97,5 % Ibuprofen enthielt zusätzlich 2,0 % Crospovidon und 0,5 % Magnesiumstearat.

Tabelle 13. Rezepturen für Ibuprofenminitabletten mit unterschiedlicher Art der Einlagerung des Sprengmittels. Mengenangaben in %.

Ibuprofen			SMCC	Talkum	kolloidale Kieselsäure	Crospovidon	Bezeichnung
Pulver 100 %	Granulat 100 %	Granulat 97,5 %					
	70,0		26,5	1,0	0,5	2,0	**gran ibu 70**
		70,0	28,5	1,0	0,5	0,0	**gran mix 70**
70,0			26,5	1,0	0,5	2,0	**direkt 70**

Charakterisierung

Alle in Tabelle 13 dargestellten Formulierungen konnten zu 2 mm Minitabletten mit glatter Oberfläche verpresst werden. Zusätzlich wurde die Tablettiermischung mit 70 % reinem Ibuprofentrockengranulat zu Minitabletten mit 1 mm Durchmesser verpresst. In Tabelle 14 ist die mittels der Laserdiffraktometrie bestimmte Partikelgrößenverteilung des Trockengranulats dargestellt (Abschnitt 6.3.2). Erwartungsgemäß führte die Trockengranulation des Ibuprofens zu einer Zunahme der resultierenden Partikelgrößen. Da die Granulatpartikel trotzdem wesentlich kleiner als die Matrizenöffnungen waren, konnten gleichmäßige 1 mm Minitabletten mit glatter Oberfläche hergestellt werden.

Tabelle 14. Mittels der Laserdiffraktometrie bestimmte Partikelgrößenverteilung des Ibuprofentrockengranulats. (n = 3)

	d_{10} [µm]	d_{50} [µm]	d_{90} [µm]
Ibuprofengranulat	5,22 ± 0,24	65,6 ± 5,5	410 ± 53

Abbildung 31 zeigt die als *boxplots* dargestellten Druckfestigkeiten der Minitabletten (Abschnitt 6.3.6). Verwendet wurde der Median der Druckfestigkeiten sowie das 10 und 90 % Quantil. Die Überschriften geben die verwendeten Tablettierformulierungen an (vgl. Tabelle 13) und beziehen sich jeweils auf die drei darunterliegenden *boxplots*. Minitabletten innerhalb jeder *boxplot*-Gruppe wurden mit steigenden Presskräften hergestellt. Von links nach rechts wurden die Chargen jeweils mit 50, 67 und 84 MPa produziert.

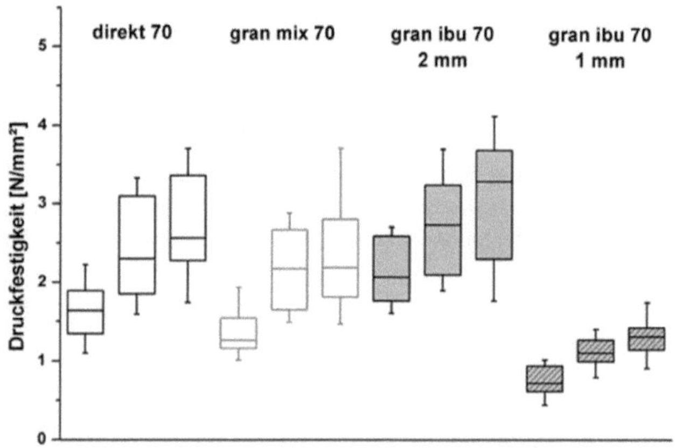

Abbildung 31. ***Boxplots*** **mit Median, 10 und 90 % Quantilen der Druckfestigkeiten der 2 und 1 mm Ibuprofenminitabletten. Die Überschriften geben die verwendeten Tablettierformulierungen an und beziehen sich jeweils auf die drei darunter liegenden** ***boxplots*****. Jede Formulierung wurde bei 50, 67 und 84 MPa verpresst und innerhalb jeder** ***boxplot*****-Gruppe von links nach rechts mit ansteigenden Pressdrücken dargestellt. (n = 30)**

Mit steigenden Pressdrücken nahm die mechanische Stabilität der Minitabletten zu. Entsprechend den Chininhydrochloridminitabletten führte die Trockengranulation des Ibuprofens nicht zu Minitabletten mit geringeren Druckfestigkeiten. Die mechanischen Festigkeiten der Minitabletten mit reinem Wirkstoffgranulat (gran ibu) wiesen den höchsten Median auf. Wie bereits in Abschnitt 3.1.3.2. erwähnt, konnte auch hier aufgrund der breiten Verteilungen der Druckfestigkeiten keine allgemeine Aussage getätigt werden. Die mechanische Stabilität der 1 mm Minitabletten lag im Fall von Ibuprofen deutlich unterhalb der Druckfestigkeit der 2 mm Tabletten. Ibuprofenminitabletten mit 2 mm Durchmesser aller getesteten Formulierungen zeigten vergleichbare Streuungen der Druckfestigkeit. Es konnte kein Einfluss des Pressdrucks oder der Vorbehandlung des Arzneistoffs auf die Breite der Verteilung detektiert werden.

Deutliche Unterschiede zwischen den Minitabletten unterschiedlicher Größe konnten zusätzlich zum Median auch bei der Reproduzierbarkeit der berechneten Druckfestigkeiten beobachtet werden. Die berechneten Druckfestigkeiten der 1 mm Minitabletten waren wesentlich reproduzierbarer als die mechanischen Stabilitäten der korrespondierenden 2 mm Tabletten. Die Breite der Verteilungen war bei allen 1 mm Minitabletten geringer als die Verteilung der reproduzierbarsten 2 mm Minitablettencharge. Durch Verringerung des Tablettendurchmessers konnten die Minitabletten wesentlich reproduzierbarer hergestellt werden. Dies war möglich, obwohl es sich um eine Formulierung mit trockengranuliertem Arzneistoffanteil handelte, bei der aufgrund des geringen Tablettendurchmessers und der relativ großen Partikel am ehesten mit Tablettierproblemen gerechnet wurde.

Die Masse der getesteten 2 mm Minitabletten betrug im Mittel 6 mg und die Variationskoeffizienten der Masse lagen bei allen Chargen unter 3,0 %. Alle Minitabletten zerfielen innerhalb von wenigen Sekunden in kleinere Bestandteile (Abschnitt 6.3.7). Die Anforderungen des Europäischen Arzneibuchs (Ph.Eur. 2010) bezüglich des Zerfalls von schnellfreisetzenden Tabletten wurden erfüllt.

In Abbildung 32 sind die Freisetzungsprofile der Ibuprofenminitabletten in Phosphatpuffer pH 6,0 (USP 2008) dargestellt (Abschnitt 6.3.11). Sowohl die Vorbehandlung als auch die Art der Einarbeitung des Sprengmittels beeinflussten die Lösungsgeschwindigkeit des Ibuprofens.

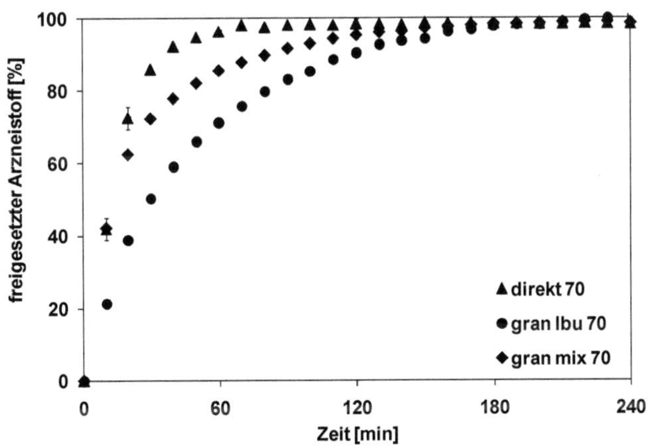

Abbildung 32. Ibuprofenfreisetzung aus 2 mm Minitabletten. (Phosphatpuffer pH 6,0; n = 3; MW ± s; 100 U/min; Drehkörbchenapparatur; Fehlerbalken sind teilweise durch die Datenpunkte verdeckt)

Durch das Trockengranulieren des Ibuprofens und der entsprechend vergrößerten Partikel wurde die Freisetzungsgeschwindigkeit verringert. Dabei zeigten Minitabletten mit Trockengranulat aus reinem Ibuprofen die langsamste Freisetzungsgeschwindigkeit. Die Einarbeitung des Sprengmittels in das Trockengranulat führte zu Minitabletten mit schnellerer Freisetzung. Eine mögliche Ursache könnte die geringe Druckfestigkeit der Charge sein, deren Median verglichen mit den beiden anderen Chargen geringer war. Direkt verpresste Minitabletten setzten den Arzneistoff erwartungsgemäß am schnellsten frei.

Die entwickelten Minitabletten verfügten somit über robuste, reproduzierbare mechanische Eigenschaften, einheitliches Gewicht und kurze Zerfallszeiten.

3.2.3.2. Überzogene 2 mm Minitabletten

Nach der erfolgreichen Entwicklung von mechanisch stabilen Ibuprofenminitabletten wurde ein geschmacksmaskierender Überzugsschritt in einem Wirbelschichtgerät durchgeführt. Analog dem Chininhydrochlorid (vgl. Abschnitt 3.1.3.4.) wurde die Detektierbarkeit des Ibuprofens durch die elektronische Zunge untersucht. In Abbildung 33 ist die Kalibrierung der elektronischen Zunge mit Ibuprofenlösungen unterschiedlicher Konzentration dargestellt. Zwischen den gemessenen Werten und den eingesetzten Konzentrationen konnte unter Einbeziehung aller Sensoren ein gutes Modell erstellt werden. Ein R^2 von 0,996 und eine kleine berechnete Fehlergröße von 2,7 % (RMSEE = 1,35) bestätigten die Qualität des Modells. Ibuprofen konnte durch die elektronische Zunge im Bereich zwischen 0 und 50 mg/100ml quantitativ detektiert werden.

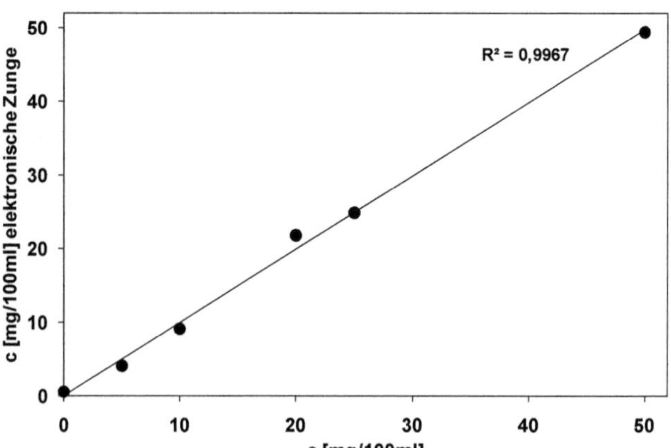

Abbildung 33. PLS-Modell der mittels der elektronischen Zunge gemessenen Ibuprofenkonzentrationen in Phosphatpuffer (pH 6,0; n = 1; zwei Komponenten; Sensoren: sauer, umami, adstringierend, salzig, anionisch bitter, kationisch bitter 1 & 2).

Für die Geschmacksmaskierung der Chininhydrochloridminitabletten wurde ein durch die elektronische Zunge nicht detektierbares, wasserlösliches Polyvinylalkohol-Polyvinylpyrrolidon-Pfropfcopolymer (Kollicoat® IR) gewählt (vgl. Abschnitt 3.1.3.4). Um weitere Erkenntnisse bezüglich der Geschmacksanalyse von festen Arzneiformen mittels der elektronischen Zunge zu generieren, sollten die Ibuprofenminitabletten mit einem detektierbaren Polymer überzogen werden. Dabei war besonders interessant, ob die Geschmacksveränderung über die Zeit, bedingt durch die versetzte Auflösung mehrerer geschmacksbestimmender Substanzen, mittels der elektronischen Zunge detektierbar war. Analog dem Abschnitt 3.1.3.4 wurde der Geschmack von Ibuprofenlösungen (50mg/100ml), Polymerlösungen (50mg/100ml) und Polymer/Ibuprofenlösungen untersucht (Abbildung 34).

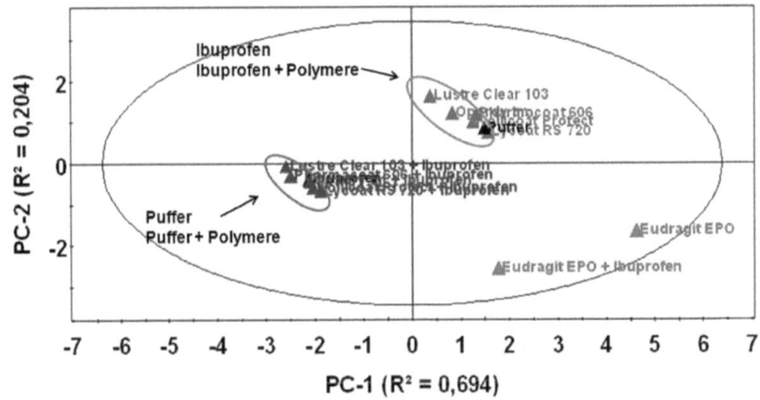

Abbildung 34. Hauptkomponentenanalyse der Polymerlösungen in Phosphatpuffer und in Ibuprofenlösungen. (Phosphatpuffer pH 6,0; n = 1; zwei Komponenten; Sensoren: sauer, umami, adstringierend, salzig, anion. bitter, kation. bitter 1 & 2)

Der größte geschmackliche Unterschied zwischen den Lösungen konnte durch die erste Hauptkomponente (PC-1) erklärt werden. Diese beinhaltete 69,4 % und die zweite Hauptkomponente (PC-2) 20,4 % der Information. Aufgrund des größeren Informationsgehalts der ersten Hauptkomponente wurden Unterschiede zwischen den Lösungen hauptsächlich mittels der ersten Hauptkomponente dargestellt. Erneut waren zwei Gruppierungen der Lösungen in der Hauptkomponentenanalyse zu erkennen. Auf der linken Seite befanden sich die reine Ibuprofenlösung und fast alle Polymer/Ibuprofenlösungen. Davon abgetrennt befand sich eine zweite Gruppe auf der rechten Seite entlang der ersten Hauptkomponente, bestehend aus Pufferlösung und den Polymer/Puffermischungen. Die elektronische Zunge konnte zwischen Lösungen mit bzw. ohne Arzneistoff deutlich unterscheiden, detektierte allerdings keines der reinen Polymere aus der linken Gruppe.

Deutlich abweichende Signale von den anderen Proben ergaben die Eudragit® E PO/Pufferlösungen und die Eudragit® E PO/Ibuprofenlösungen. Die elektronische Zunge konnte das basische Polymer aus der Gruppe der Polymethacrylat-Copolymere (Eudragit® E PO) in Lösung detektieren. Dieses Ergebnis scheint dem Polymerscreening mit Chininydrochloridlösungen in Abschnitt 3.1.3.4. zu widersprechen (vgl. Abbildung 11). Auf Basis der Rohdaten konnten jedoch beide Ergebnisse erklärt werden. Das Polymer Eudragit® E PO wurde durch den kationischen Bittersensor (2) detektiert (Abbildung 35). Dieser Sensor reagiert jedoch wesentlich stärker auf Chininhydrochlorid, so dass die geringe Sensorantwort des Eudragit® E PO in Anwesenheit von Chininhydrochlorid nicht dazu führte, dass das Polymer als geschmacksbestimmend beurteilt wurde. In Abwesenheit des Chininhydrochlorids konnte das Polymer jedoch reproduzierbar detektiert werden. Gegensätzlich verhielt sich die Geschmacksbeurteilung der Lustre Clear® LC 103 und Opadry® tm Lösungen. Beide wurden in Kombination mit Chininhydrochloridlösungen detektiert (vgl. Abbildung 11). Im Gegensatz dazu konnten die Überzugsmischungen in Kombination mit Ibuprofen nicht detektiert werden. Aus den Rohdaten der Messungen ging hervor, dass beide Mischungen in geringer Weise mit dem Sensor *adstringierend* und dem anionischen Bittersensor interagierten. Bei Anwesenheit von Ibuprofen zeigten beide Sensoren allerdings sehr starke Reaktionen. Der geringe Einfluss der beiden Polymermischungen auf die Sensorantworten schien daher durch die Hauptkomponentenanalyse nicht zu einer weiteren Gruppe an detektierbaren Polymeren zu führen. Der Geschmack der Polymere musste daher immer zusätzlich auf Basis der Rohdaten ausgewertet werden sowie in Kombination mit dem jeweiligen Arzneistoff.

Durch die Rohdaten der Sensorantworten auf Eudragit® E PO-Lösungen unterschiedlicher Konzentration wurde festgestellt, dass der kationische Bittersensor das Polymer quantitativ detektieren konnte. Die Aussage der PCA (Abbildung 35), dass es sich bei Eudragit® E PO um ein geschmacksbestimmendes Polymer handelte, wurde bestätigt.

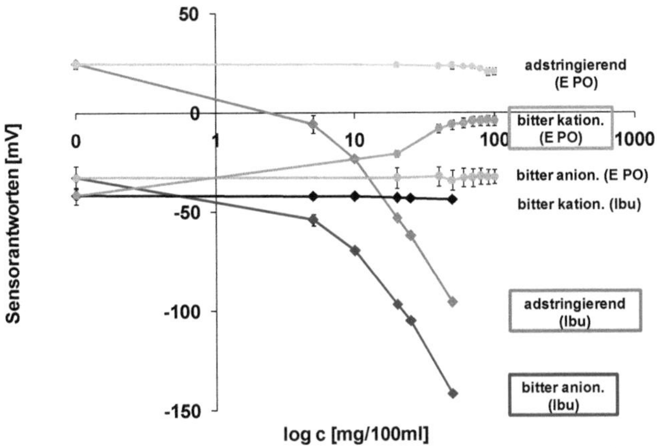

Abbildung 35. Sensorantworten der elektronischen Zunge auf Ibuprofen- und Eudragit® E PO-lösungen unterschiedlicher Konzentration. Dargestellt sind die drei Sensoren, die eine der beiden Substanzen detektieren konnten (adstringierend, bitter kationisch 2, bitter anionisch). (Phosphatpuffer, pH = 6,0; n = 3; MW ± s)

Bei einem Vergleich der Sensorsignale der Polymerlösungen mit denen des Ibuprofens fiel auf, dass die Detektion der jeweiligen Substanzen spezifisch durch unterschiedliche Sensoren erfolgte. Im Normalfall reagieren die Sensoren der elektronischen Zungen nicht spezifisch auf Substanzen. Diese charakteristische Eigenschaft ermöglicht die Detektion des häufig synergistischen Geschmacks und stellt einen der großen Vorteile der elektronischen Zunge gegenüber anderen, lediglich die Konzentration der Einzelkomponenten bestimmenden Methoden dar. Deutlich erkennbar ist in diesem Fall die Reaktion der Sensoren für adstringierende und anionische bittere Substanzen auf das Ibuprofen. Beide Sensoren waren nicht in der Lage, Eudragit® E PO in den Lösungen zu detektieren. Im Gegensatz dazu konnte das Polymer durch den kationischen Bittersensor detektiert werden, welcher wiederum keine Sensorantwort auf Ibuprofen zeigte. Die beiden Substanzen Ibuprofen und Eudragit® E PO konnten daraufhin getrennt quantitativ detektiert werden. Diese besondere Situation ermöglichte eine univariate Auswertung der Sensorantworten.

Da die Minitabletten für die Geschmacksmaskierung überzogen werden sollten, wurden vorab Untersuchungen an der elektronischen Zunge mit Polymer/Arzneistoffmischungen durchgeführt. Ibuprofenlösungen (50 mg/100 ml Phosphatpuffer) wurden mit ansteigenden Mengen Eudragit® E PO (25, 50, 75 und 100 mg) versetzt. Die Lösungen wurden mittels der elektronischen Zunge vermessen und die Rohdaten des anionischen Bittersensors ausgewertet (Abbildung 36). Mit ansteigender Polymerkonzentration sank die detektierbare Ibuprofenmenge durch die gemessenen Signale des anionischen Bittersensors.

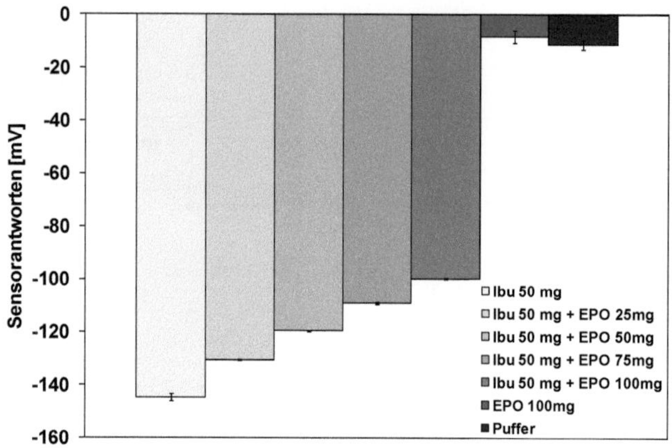

Abbildung 36. Sensorantwort des anionischen Bittersensors auf Ibuprofen/Polymerlösungen unterschiedlicher Konzentration.

Ergänzend wurden gleichbleibende Konzentrationen Polymer (100 mg/100 ml Phosphatpuffer) mit ansteigenden Mengen Ibuprofen (20, 30, 40, 50 mg) versetzt und anschließend vermessen. Der kationische Bittersensor 2 verhielt sich im Bezug auf das Eudragit® E PO tendenziell ähnlich wie der anionische Bittersensor im Bezug auf das Ibuprofen. Aufgrund von hohen Standardabweichungen und da der kationische Bittersensor 2 Eudragit® E PO Konzentrationen größer 40 mg/100ml kaum noch unterscheiden konnte (vgl. Abbildung 35), wurde dieser Effekt jedoch lediglich als Tendenz gewertet.

Anhand der Kalibrierung der elektronischen Zunge mit beiden Substanzen (vgl. Abbildung 35) konnte nachgewiesen werden, dass ein Sensor entweder nur auf Ibuprofen oder nur auf Eudragit® E PO reagierte. Ein für die elektronische Zunge typisches Mischsignal der Sensoren konnte dadurch ausgeschlossen werden. Die Kombination der beiden Substanzen in den Probelösungen schien die jeweilige Affinität zu den Sensoren zu verringern.

Dies könnte durch die unterschiedlichen chemischen Strukturen der Substanzen bedingt sein, da es sich bei Ibuprofen um eine Säure handelt und das Polymer kationische Aminogruppen aufweist. Durch die Anwesenheit der beiden Substanzen wurde eine Verringerung der messbaren Ibuprofenkonzentration in Lösung beobachtet. Zur Verdeutlichung der Ergebnisse wurde das Sensorsignal des anionischen Bittersensors mittels einer aus dem linearen Teil der Ibuprofenkalibrierung erhaltenen Geradengleichung umgerechnet. Abbildung 37 stellt die Abnahme der gemessenen Ibuprofenmenge bei ansteigender Eudragit® E PO Menge dar.

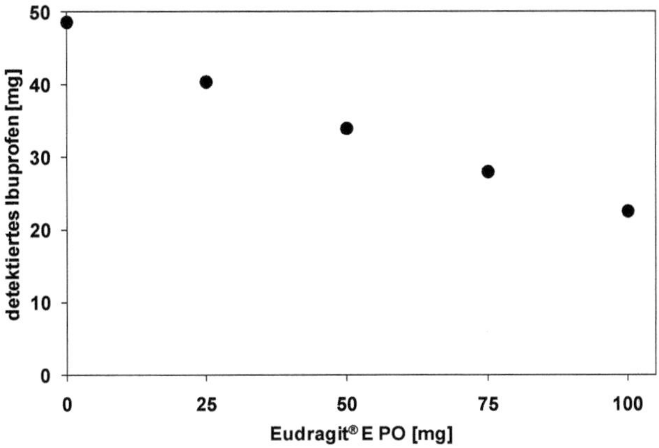

Abbildung 37. Abnahme der durch den anionischen Bittersensors detektierbaren Menge Ibuprofen bei ansteigenden Eudragit® E PO Mengen. (n = 1)

Die Berechnung ergab eine Verringerung der detektierbaren Menge Ibuprofen auf 45 % durch die Anwesenheit des Eudragit® E PO. Die beiden entgegengesetzt geladenen Ionen könnten dabei eine ionische Wechselwirkung eingegangen sein.

Für die Geschmacksmaskierung der Ibuprofenminitabletten wurden daher zwei verschiedene Prinzipien verwendet. Zum einen sollte durch das Auftragen eines Filmüberzugs eine physikalische Barriere geschaffen werden. Analog den Chininhydrochloridminitabletten sollte diese eine verzögerte Freisetzung und eine Geschmacksmaskierung bewirken. Zum zweiten sollte durch eine besonders dicke Filmschicht die Menge an gelöstem Polymer während der Freisetzung erhöht werden. Je mehr Eudragit® E PO in Lösung ist, desto geringer sollte die detektierbare Menge Ibuprofen sein. Dieser Effekt sollte die Geschmacksmaskierung durch die physikalische Barriere jedoch lediglich unterstützen. Für eine deutliche Reduktion des Ibuprofengeschmacks lag die benötigte Polymermenge weit über dem üblichen Polymerauftrag von höchstens 5 mg/cm² (Eudragit® Application Guidelines 2009).

Herstellung

Für die weiteren Untersuchungen wurden Ibuprofenminitabletten mit 70 % Arzneistoffgranulat (gran Ibu 70) und einem Durchmesser von 2 mm verwendet. Der Überzugsschritt in der Wirbelschichtapparatur erfolgte mit einer vom Hersteller empfohlenen Standardrezeptur. In Kombination mit 8,5 % Eudragit® E PO wurden 4,25 % mikronisiertes Talkum als Antiklebemittel, 1,75 % Stearinsäure und 0,85 % Natriumlaurylsulfat (SLS) zur Benetzung verwendet. Die verwendeten Materialien, Geräte und Prozessparameter sind in Abschnitt 6.1 und 6.2.4 beschrieben. Die

Ibuprofenminitabletten wurden mit 15,1 mg/cm² Filmpolymer überzogen. Nach vollständiger Auflösung der überzogenen Minitabletten sollte ein Arzneistoff/Polymer-Verhältnis von 2:1 in Lösung vorliegen. Bezogen auf Abbildung 37 bedeutete dies, dass theoretisch eine Reduktion des Ibuprofengeschmacks von höchstens 17 % erreicht werden konnte.

Charakterisierung

In Abbildung 38 ist die REM-Aufnahme einer halbierten, überzogenen Ibuprofenminitablette zu sehen (Abschnitt 6.3.4). Ein gleichmäßiger Polymerauftrag ohne sichtbare Fehlstellen oder Risse war erkennbar. Die Filmdicke betrug im Mittel 160 µm und dunkle Stellen im Inneren der Tablette kamen durch herausgebrochene Granulatkörner zustande.

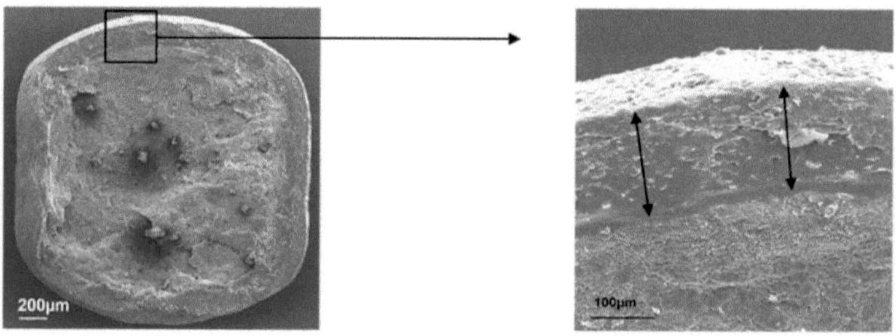

Abbildung 38. Rasterelektronenmikroskopische Aufnahme einer halbierten, mit Eudragit® E PO überzogenen Ibuprofenminitablette. (Polymerauftrag = 15,1 mg/cm²)

Die überzogenen Minitabletten wurden hinsichtlich ihres Freisetzungsprofils untersucht (Abbildung 39).

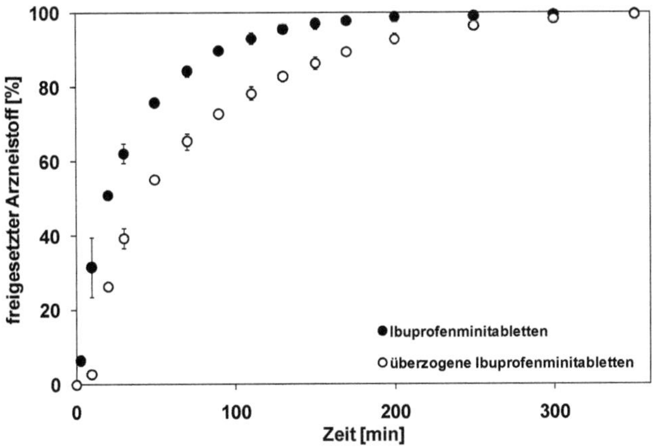

Abbildung 39. Freisetzung von Ibuprofenminitabletten mit 70 % Arzneistoffgranulat. (Phosphatpuffer pH 6,0; n = 3; MW ± s; 100 U/min; Drehkörbchenapparatur; Fehlerbalken sind teilweise durch die Datenpunkte verdeckt)

Deutlich erkennbar war die verzögerte Freisetzung der überzogenen Minitabletten. Nach 7,5 Minuten wurden lediglich 2 % des Arzneistoffs freigesetzt. Von den nicht überzogenen Minitabletten lösten sich nach 7,5 Minuten im Mittel bereits 30 % Ibuprofen. Nach 240 Minuten lag bei beiden Chargen der gesamte Arzneistoff im Freisetzungsmedium gelöst vor. Freisetzungsuntersuchungen der ersten 300 Sekunden mittels der faseroptischen UV/Vis-Sode konnten nicht erfolgen. Da zum Erreichen messbarer Absorptionen innerhalb von wenigen Minuten größere Mengen der überzogenen Ibuprofenminitabletten nötig waren, kam es während der Untersuchungen zu Trübungen des Puffermediums. Diese ließen eine alleinige Messung der Arzneistoffkonzentration nicht zu und werden in Abschnitt 3.4.2 weitergehend diskutiert. Anschließend wurde mittels der elektronischen Zunge analysiert, ob die verzögerte Freisetzung der überzogenen Minitabletten auch in einer Maskierung des Ibuprofengeschmacks resultierte (Abschnitt 3.2.5.1).

3.2.4. Herstellung und Charakterisierung von Matrixextrudaten

Als weitere Methode zur Geschmacksmaskierung von Arzneistoffen wurde Ibuprofen durch Festfettextrusion in Lipidmatrices unterschiedlicher Zusammenstellung eingebettet (vgl. Abschnitt 3.1.4). In Tabelle 15 sind die verwendeten Rezepturen dargestellt. Zu Beginn sollten die Arzneistoffbeladungsgrenze und der Einfluss des Ibuprofenanteils auf das Freisetzungsprofil der Extrudate untersucht werden. Glyceroltrilaurat wurde in unterschiedlichen Konzentrationen als Lipidmatrixbildner eingesetzt.

Tabelle 15. Rezepturen der hergestellten Ibuprofenmatrixextrudate.

Ibuprofen [%]	Gyceroltrilaurat [%]	PEG 10.000 P [%]	Weiterverarbeitung	Bezeichnung
50	50	0	ausgerundet	Ibu sph (50/50/0)
50	50	0	gemahlen	Ibu gem (50/50/0)
70	30	0	gemahlen	Ibu gem (70/30/0)
90	10	0	gemahlen	Ibu gem (90/10/0)

Obwohl es sich um einen nadelförmigen Arzneistoff handelte, konnten Ibuprofenextrudate mit bis zu 90 % Arzneistoff hergestellt werden. Die Lipidmatrices mit 50 und 70 % Arzneistoffbeladung konnten erfolgreich mit glatter Oberfläche in langen Strängen hergestellt werden. Eine 90 prozentige Arzneistoffbeladung ergab Extrudate mit teilweise rauen Oberflächen, die nach der Extrusion in etwa 1 cm lange Stücke zerbrachen. Die Grenze der Ibuprofenbeladung lag folglich zwischen 70 % und 90 % und weitere Extrusionsversuche wurden daher mit 70 % Ibuprofenbeladung durchgeführt.

Witzleb et al. (2011b) untersuchten den Extrusionsprozess mit nadelförmigen Arzneistoffen unterschiedlicher Größen bei kleinen Düsendurchmessern. Arzneistoffnadeln von sehr geringer Größe bereiteten große Probleme, während größere Partikel vermutlich während der Extrusion zu isometrischen Partikeln zerkleinert wurden und zu einem besseren Prozess führten. Das in dieser Arbeit verwendete Ibuprofen lag in großen, leicht abgerundeten, nadelförmigen Partikeln vor (vgl. Abbildung 30). Zusätzlich wurde in dieser Arbeit mit größeren Düsendurchmessern (1 mm) extrudiert. Der beobachtete unproblematische Extrusionsprozess könnte auf die größeren Düsendurchmesser oder auf die von Witzleb et al. (2011b) beschriebene Zerkleinerung der nadelförmigen Partikel zu isometrischen Formen zurück zuführen sein. In Abbildung 40 sind die Freisetzungsprofile der 50 – 90 prozentig beladenen Ibuprofenextrudate aus reiner Lipidmatrix über 24 Stunden dargestellt (Abschnitt 6.3.11). 20 mg der gemahlenen und ausgerundeten Ibuprofenextrudate wurden in 900 ml Phosphatpuffer (pH = 6,0) in einer Drehkörbchenapparatur bei 100 U/min freigesetzt. Die schnelle Umdrehungsgeschwindigkeit wurde analog der Freisetzungsmethode für Chininhydrochloridextrudate gewählt, um den Einfluss der Methodik auf die Detektion der Geschmacksmaskierung zu minimieren.

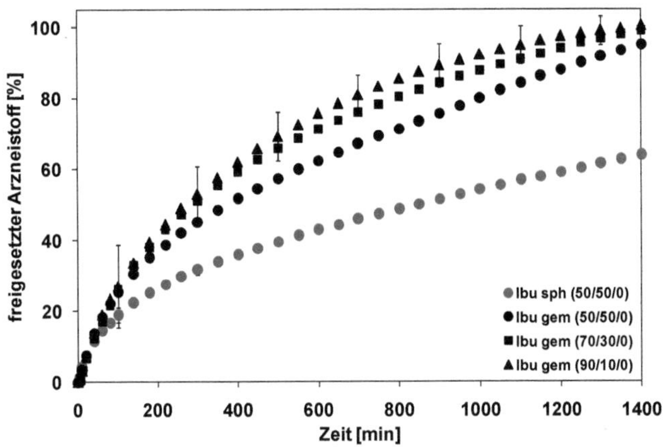

Abbildung 40. Arzneistofffreisetzung aus Lipidextrudaten mit 50 – 90 % Ibuprofengehalt. (Phosphatpuffer pH 6,0; n = 3; MW ± s; 100 U/min; Drehkörbchenapparatur; Fehlerbalken sind teilweise durch die Datenpunkte verdeckt).

Verglichen mit dem Mahlen der Extrudate führte das Ausrunden zu einer deutlichen Verringerung der Freisetzungsgeschwindigkeit. Mit ansteigender Ibuprofenkonzentration der gemahlenen Extrudate wurde die Freisetzungsgeschwindigkeit leicht beschleunigt. Durch eine Erhöhung der Arzneistoffbeladung von 70 auf 90 % konnte aufgrund der hohen Standardabweichungen keine Aussage über eine Veränderung der Freisetzungsgeschwindigkeit getroffen werden. Nach 24 Stunden war der gesamte Anteil Arzneistoff aus den 70 und 90 prozentig beladenen Extrudaten gelöst.

Für eine Erhöhung der Freisetzungsgeschwindigkeit wurden weitere Formulierungen mit unterschiedlichen Mengen Polyethylenglykol extrudiert (Tabelle 16). Eine Arzneistoffbeladung von 70 % wurde gewählt, da diese in reiner Lipidmatrix noch ohne Probleme extrudierbar war. Die Freisetzungsprofile sind in Abbildung 41 dargestellt.

Tabelle 16. Rezepturen der hergestellten Ibuprofenmatrixextrudate.

Ibuprofen [%]	Gyceroltrilaurat [%]	PEG 10.000 P [%]	Weiterverarbeitung	Bezeichnung
70	30	0	gemahlen	Ibu gem (70/30/0)
70	27	3	gemahlen	Ibu gem (70/27/3)
70	15	15	gemahlen	Ibu gem (70/15/15)
70	0	30	gemahlen	Ibu gem (70/0/30)

Wie erwartet erhöhte sich mit steigendem Anteil an hydrophilem Porenbildner in der Matrix die Freisetzungsgeschwindigkeit des Arzneistoffs (vgl. Abschnitt 3.1.4).

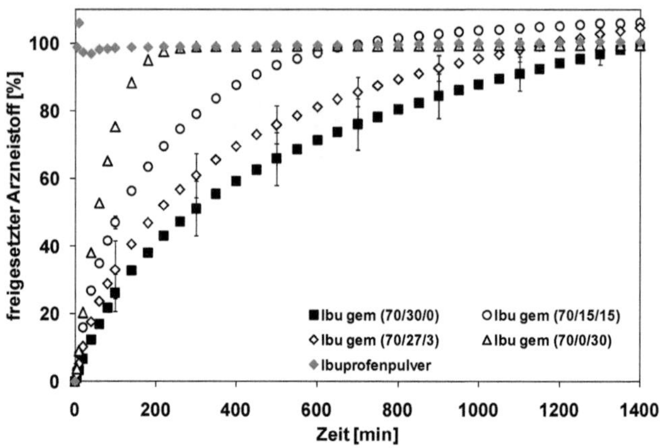

Abbildung 41. Arzneistofffreisetzung aus Extrudaten mit 70 % Ibuprofengehalt in reiner Lipidmatrix oder Lipid/PEG-Matrix. (Phosphatpuffer pH 6,0; n = 3; MW ± s; 100 U/min; Drehkörbchenapparatur; Fehlerbalken sind teilweise durch die Datenpunkte verdeckt)

Die Dauer bis zur vollständigen Arzneistofffreigabe konnte durch das Polyethylenglykol von 24 Stunden auf 11 Stunden reduziert werden. Die beiden Matrixextrudatchargen mit Lipid/PEG-Mischungen setzten nach 24 Stunden mehr als 100 % Arzneistoff frei. Da dieses Freisetzungsprofil mehrfach reproduziert wurde jedoch keine der anderen Charge Werte über 100 % ergaben, wurde von einem Wägefehler während der Herstellung der Extrusionsmischungen ausgegangen. Als Vergleich für die detektierten Freisetzungsprofile der Lipidextrudate wurden Ibuprofenextrudate mit reiner Polyethylenglykolmatrix sowie unbehandeltes Arzneistoffpulver freigesetzt. Die Polyethylenglykolextrudate setzten das Ibuprofen bereits nach 4 Stunden frei. Pulverförmiger Arzneistoff löste sich innerhalb weniger Minuten auf. Die Einbettung des Arzneistoffs in eine Matrix verlängerte die Ibuprofenfreisetzung deutlich.

Da insbesondere der Beginn der Freisetzungsprofile Aufschluss über eine eventuelle Geschmacksmaskierung geben könnte, wurden die Chargen zusätzlich mittels einer faseroptischen UV/Vis-Sonde (Abschnitt 6.3.12) untersucht (Abbildung 42). Durch die kurze Freisetzungsdauer wurden nur geringe Arzneistoffmengen freigesetzt. Um vergleichbare Absorptionswerte zur 24 Stunden dauernden Freisetzungsanalyse zu erhalten, wurden bei dieser Untersuchung 20-fache Extrudatmengen in 900 ml Phosphatpuffer (pH = 6,0) eingesetzt. Zusätzlich zu der Probenmenge musste die Freisetzungsapparatur angepasst werden. In Vorversuchen wurde beobachtet, dass durch den Einsatz der Drehkörbchenapparatur und einer Spektrenaufnahme alle 2 Sekunden eine künstliche *lag-time* gebildet wurde. Durch das Drehkörbchen ergab sich eine zeitliche Verzögerung, bis die freigesetzte Arzneistoffkonzentration mittels der UV/Vis-Sonde messbar war. Um diesen Effekt möglichst gering zu halten, wurde für die

Freisetzungsuntersuchungen mit der UV/Vis-Sonde die Blattrührerapparatur eingesetzt. Durch die stärkere Hydrodynamik des Blattrührers wurden erhöhte Freisetzungsgeschwindigkeiten erwartet.

Erstaunlicherweise konnten jedoch vergleichbare Freisetzungsprofile unabhängig der gewählten Freisetzungsmethode beobachtet werden.

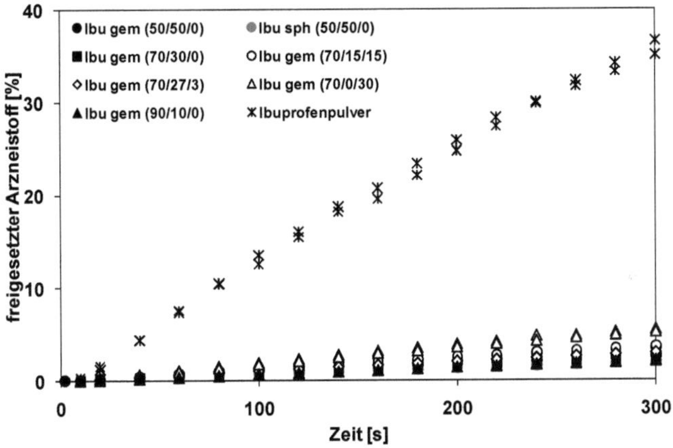

Abbildung 42. Arzneistofffreisetzung aus Matrixextrudaten innerhalb der ersten 300 Sekunden. (Phosphatpuffer pH 6,0; n = 2; 100 U/min; Blattrührerapparatur)

Verglichen mit dem Ibuprofenpulver wurde durch die Einbettung des Arzneistoffs in eine Lipidmatrix eine deutliche Verringerung der Freisetzungsgeschwindigkeit innerhalb der ersten, für den Geschmack relevanten 300 Sekunden erzielt. Trotz der starken zeitlichen Unterschiede bis zur Freigabe des gesamten Arzneistoffanteils aus den Matrixextrudaten, unterschieden sich die ersten Minuten der Freisetzung nur minimal. Die Zugabe von Polyethyenglykol hatte auf die komplette Freisetzungsdauer bezogen einen deutlich erkennbaren freisetzungsbeschleunigenden Effekt, beeinflusste die Freisetzungsgeschwindigkeit innerhalb der ersten Minuten jedoch kaum. Mit ansteigender Polyethylenglykolkonzentration in der Matrix wurde die Freisetzungsgeschwindigkeit minimal beschleunigt, führte aber bei fast keiner Formulierung zu mehr als 3,5 % freigesetztem Ibuprofen innerhalb von 300 Sekunden. Lediglich die reine PEG-Matrix resultierte nach 300 Sekunden in 6 % freigesetztem Arzneistoff.

Bei keiner Formulierung konnte eine verzögert einsetzende Freisetzung in Form einer *lag-time* detektiert werden. Inwieweit die Verringerung der Ibuprofenfreisetzung innerhalb der ersten Minuten zu einer Verringerung der Geschmacksintensität führte, wird in Abschnitt 3.2.5.2. diskutiert.

3.2.5. Charakterisierung der Geschmacksmaskierung

3.2.5.1. Minitabletten

Nach der Entwicklung und der Charakterisierung der überzogenen Minitabletten wurde die Geschmacksmaskierung über die Zeit mittels der elektronischen Zunge analysiert (Abschnitt 6.4). Methodik und Hintergrund der Probenvorbereitung werden in Abschnitt 6.4.1 erläutert. In Abbildung 43 sind die Sensorantworten der über 11 Minuten gezogenen Freisetzungsproben der überzogenen Minitabletten dargestellt.

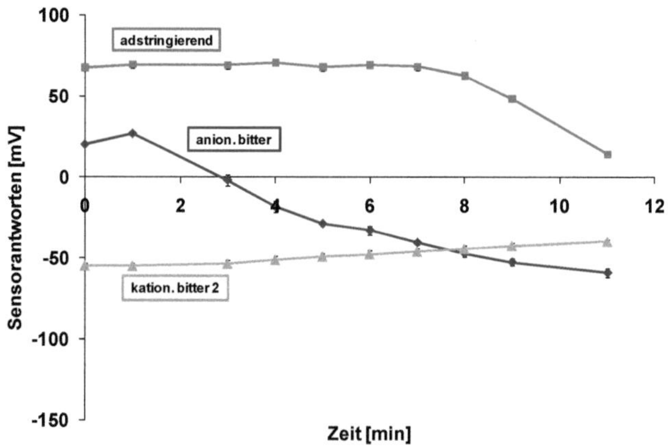

Abbildung 43. Sensorantworten der Freisetzungslösungen der überzogenen Ibuprofenminitabletten. Dargestellt sind nur die Sensoren, die auf Bestandteile der Lösungen reagierten. (Phosphatpuffer pH = 6,0; n = 3; MW ± s)

Deutlich erkennbar ist die verzögert einsetzte Freigabe des Ibuprofens anhand des Sensors *adstringierend*. Erst nach 7 Minuten konnte eine veränderte Sensorantwort, entsprechend der ansteigenden Ibuprofenkonzentration im Medium, detektiert werden. Ausgehend von der Kalibrierung sollte der Sensor bitter anionisch einen ähnlichen Verlauf zeigen, da auch dieser lediglich die ansteigende Konzentration an Ibuprofen berücksichtigte. Die abweichenden Sensorantworten werden durch Abbildung 44 genauer erläutert. Der Eudragit® E PO detektierende Sensor *bitter kationisch 2* zeigte ab 3 Minuten Freisetzung ein kontinuierlich ansteigendes Signal. Dies wurde auf die Auflösung des Films und die steigende Menge Eudragit® E PO im Freisetzungsmedium zurückgeführt.

Die Standardrezeptur des Filmüberzugs enthielt neben dem reinen Eudragit® E PO (EPO) geringe Konzentrationen Natriumlaurylsulfat (SLS) als Benetzungsmittel. Aufgrund der abweichenden und bisher nicht erklärbaren Sensorantworten des anionischen Bittersensors wurden Pufferlösungen mit unterschiedlichen Konzentrationen Natriumlaurylsulfat vermessen (Abbildung 44). Von allen sieben Sensoren reagierte lediglich der anionische Bittersensor stark auf die Anwesenheit von Natriumlaurylsulfat in der Lösung. Die abweichende Sensorantwort des anionischen Bittersensors konnte demnach durch die Detektion des Benetzungsmittels in Kombination mit dem Ibuprofen erklärt werden. Schon innerhalb der ersten Minuten wurden durch Auflösung des Films Polymer und Benetzungsmittel freigesetzt und mittels der Sensoren bitter kationisch (Eudragit® E PO) und bitter anionisch (SLS + Ibuprofen) detektiert.

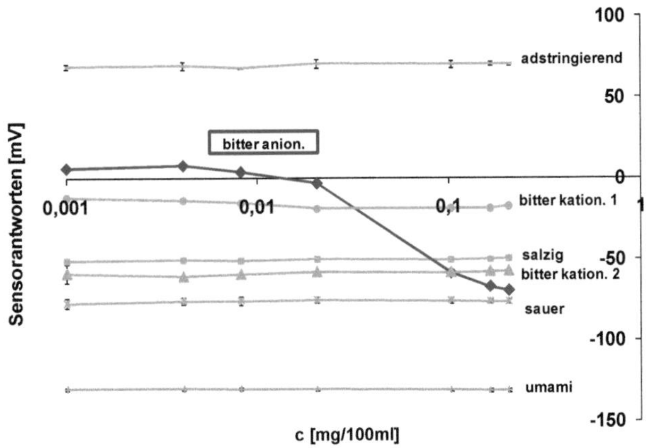

Abbildung 44. Kalibrierung der elektronischen Zunge mit Natriumlaurylsulfatpufferlösungen (SLS) unterschiedlicher Konzentration. Dargestellt sind alle Sensorantworten. (Phosphatpuffer pH = 6,0; n = 3; MW ±s)

Zur Verdeutlichung der Ergebnisse wurden die Sensorsignale der freigesetzten überzogenen Minitabletten durch eine Hauptkomponentenanalyse dargestellt (Abbildung 45). Dabei konnte die zeitabhängige Geschmacksveränderung verdeutlicht werden.

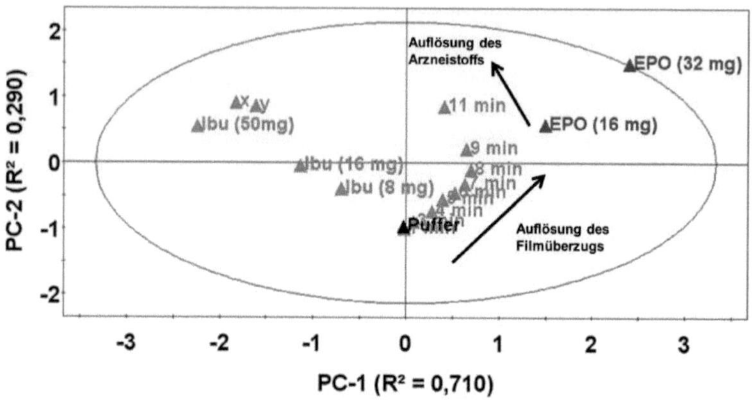

Abbildung 45. Hauptkomponentenanalyse der freigesetzten überzogenen Ibuprofenminitabletten. Je 11 gelöste Ibuprofenminitabletten ohne Filmüberzug (=x) und mit Filmüberzug (=y) in 100 ml Phosphatpuffer nach vollständiger Auflösung. (Phosphatpuffer pH = 6,0; n = 1; zwei Komponenten; Sensoren: adstringierend, kationisch bitter 2)

Analog den Rohdaten wurden die Proben mit steigender Freisetzungsdauer den reinen Eudragit® E PO Vergleichslösungen ähnlicher. Dieser Effekt wurde der kontinuierlichen Auflösung des Films zugeordnet. Je länger die Freisetzung dauerte, desto mehr Filmpolymer wurde gelöst und konnte mittels der elektronischen Zunge detektiert werden. Der Geschmack der Freisetzungsproben nach 9 und 11 Minuten wurde den Ibuprofenvergleichslösungen immer ähnlicher. Nach dem Ende der *lag-time* löste sich ein steigender Anteil Ibuprofen und führte zu der Geschmacksveränderung. Nach vollständiger Auflösung von jeweils 11 überzogenen (y) und nicht überzogenen (x) Minitabletten ergab die Geschmacksanalyse fast identische Ergebnisse. Die in den Arzneistoff/Polymerlösungen detektierte Verminderung der Affinität des Ibuprofens zu den Sensoren bei gleichzeitiger Anwesenheit von Eudragit® E PO war bei den überzogenen Minitabletten nur minimal vorhanden und konnte daher allenfalls als unterstützende Tendenz zur Geschmacksmaskierung angesehen werden.

Zusammenfassend lässt sich sagen, dass geschmacksmaskierte, überzogene Minitabletten erfolgreich entwickelt werden konnten. Dabei wurde eine verzögerte Freisetzung von 7 Minuten erzielt. Die Konzentrationen des mittels der elektronischen Zunge detektierbaren Polymers und des Arzneistoffs konnten aufgrund einer spezifischen Sensorantwort einzeln bestimmt werden. Dabei handelte es sich um einen Spezialfall, da die Sensoren der elektronischen Zunge gewöhnlich keine spezifischen Zusammenhänge zwischen den einzelnen Substanzen von Mehrkomponentensystemen erkennen lassen. Mittels der Hauptkomponentenanalyse konnte die zeitabhängige Geschmacksveränderung durch die versetzte Auflösung der geschmacksbestimmenden

Substanzen visualisiert werden. Die Geschmacksmaskierung der Ibuprofenminitabletten wurde hauptsächlich durch den Filmüberzug als physikalische Barriere bestimmt.

3.2.5.2. Matrixextrudate

Im Anschluss an die Entwicklung der Lipidextrudate folgte die Geschmacksanalyse zweier Chargen mittels der elektronischen Zunge. Die Auswertung der Daten erfolgte durch multivariate Datenanalyse. Eine Korrelation mit Referenzdaten der UV-Spektroskopie war beim Ibuprofen nicht möglich. Die geringe Arzneistofffreigabe der Ibuprofenextrudate (< 3 %/5 min) war bereits aus den Daten der UV/Vis-Sonde bekannt. Die daraus resultierenden geringen Ibuprofenkonzentrationen in den Probelösungen konnten durch die elektronische Zunge nicht quantitativ detektiert werden (Abschnitt 3.4.2). In Abbildung 46 ist die Hauptkomponentenanalyse der Sensorsignale der freigesetzten Ibuprofenextrudate im Vergleich zu Ibuprofenlösungen dargestellt.

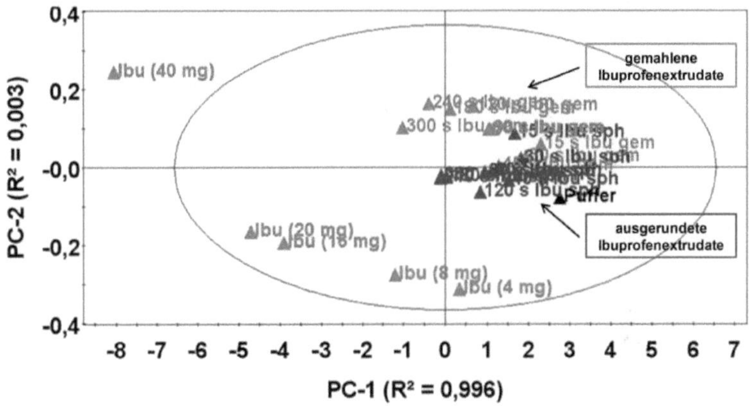

Abbildung 46. Hauptkomponentenanalyse der gemahlenen und ausgerundeten Ibuprofenextrudate (Ibu (50/0/0)) bezogen auf Ibuprofenvergleichslösungen. (Phosphatpuffer pH = 6,0; n = 1; zwei Komponenten; Sensoren: sauer, umami, adstringierend, salzig, anionisch bitter, kationisch bitter 1 & 2)

Je länger Arzneistoff aus den gemahlenen und ausgerundeten Extrudaten freigesetzt wurde, desto höher war die detektierte Arzneistoffkonzentration der Lösungen. Beide Chargen setzten jedoch weniger als 8 mg Ibuprofen innerhalb von 5 Minuten frei. Umgerechnet auf die in den Extrudaten enthaltene Arzneistoffmenge entsprach dies für die ausgerundeten Extrudaten einer Freisetzung von < 3 % und für die gemahlenen Extrudate einer Freisetzung < 3,5 %. Bezogen auf den Geschmack der Lösungen wurde zwar keine vollständige Geschmacksmaskierung erreicht, die Geschmacksintensität wurde jedoch deutlich reduziert.

3.2.6. Zusammenfassung

Ibuprofenminitabletten mit 70 % Arzneistoffgehalt und einem Durchmesser von 2 mm und 1 mm konnten erfolgreich entwickelt werden. Die multipartikulären Arzneiformen verfügten über robuste mechanische Eigenschaften, kurze Zerfallszeiten und eine glatte äußere Oberfläche. Die entwickelten Minitabletten wurden mit einem geschmacksmaskierenden Polymerüberzug versehen. Dadurch wurde eine Verzögerung der Freisetzung von 7 Minuten erreicht. Als weitere multipartikuläre Arzneiform wurden Lipidmatrixextrudate mit bis zu 90 % Ibuprofen hergestellt. Durch Zugabe eines hydrophilen Porenbildners gelang es die Dauer der Freisetzung zwischen 24 h und 11 h zu variieren. Trotzdem wurden bei allen Formulierungen innerhalb der ersten 5 Minuten der Freisetzung weniger als 3,5 % Arzneistoff freigesetzt. Mittels der elektronischen Zunge konnte eine erfolgreiche Geschmacksmaskierung der überzogenen Minitabletten nachgewiesen werden. Die Matrixextrudate zeigten dagegen keine vollständige Geschmacksmaskierung. Die Einbettung des schlecht löslichen Ibuprofens in die Lipidmatrix führte dennoch zu einer starken Verringerung des Geschmacks.

3.3. Enzianextrakt

3.3.1. Einleitung

Ein weiteres Ziel der vorliegenden Arbeit war die Entwicklung und Charakterisierung von geschmacksmaskierten festen Arzneiformen, die ein pflanzliches Vielstoffgemisch enthielten. Als dritter Modellarzneistoff wurde Enzianextrakt ausgewählt, der unter anderem den bittersten bekannten Naturstoff Amarogentin enthält. Aufgrund der starken Bitterkeit wird Enzianextrakt vor allem als Amarum in Form von Tees, Tabletten (Sern®-SL) oder alkoholischer Getränke zur Anregung der Verdauung genutzt. Zusätzlich wird Enzianextrakt in Kombination mit anderen pflanzlichen Arzneistoffen als Saft oder dispersible Tablette (Sinupret® Liquitabs®) bei der Behandlung von Atemwegsinfekten eingesetzt. Bei dieser Indikation kann die starke Bitterkeit des pflanzlichen Extrakts jedoch zu Therapieverweigerung führen. Analog zu den anderen beiden Modellarzneistoffen sollten geschmacksmaskierte Minitabletten und Festfettextrudate entwickelt werden, deren Geschmack anschließend mittels der elektronischen Zunge überprüft werden sollte. Im Rahmen dieser Arbeit stellte der pflanzliche Extrakt in zweifacher Hinsicht eine besondere Herausforderung dar. Zum Einen ist das Verpressen von pflanzlichen Arzneistoffen in der Literatur als limitierender Schritt bei der Entwicklung von Arzneiformen bekannt. Zum Anderen können die synergistischen Einflüsse eines Vielstoffgemisches auf den Geschmack durch eine konventionelle Gehaltsbestimmungsmethode nicht adäquat erfasst werden. Da die elektronische Zunge grundsätzlich in der Lage ist, den Geschmack von flüssigen Vielstoffgemischen zu analysieren, wurden hohe Erwartungen an die Geschmacksanalyse des Enzianextrakts in den entwickelten Arzneiformen gesetzt.

3.3.2. Charakterisierung des Arzneistoffes

Die problematischen Presseigenschaften von Pflanzenextrakten ergeben sich zu großen Teilen aus den physikalischen Charakteristika der Trockenextrakte. Geringe Partikelgrößen, ungleichmäßige Größenverteilungen und hygroskopische Eigenschaften führen zu problematischem Fließ- und Pressverhalten. Zusätzlich kann es zu großen Unterschieden zwischen verschiedenen Chargen der Extrakte kommen, da diese lediglich auf ein bis zwei Leitsubstanzen eingestellt sind und in ihren physikalischen Eigenschaften stark variieren können. Als Folge entstehen oft unregelmäßige Tabletten mit Farbschattierungen und geringen Druckfestigkeiten. Diverse Arbeitsgruppen haben während der letzten Jahre an unterschiedlichen Lösungswegen geforscht. Trockengranulation mit einem Walzenkompaktor (von Eggelkraut-Gotanka 2002; Soares et al. 2005a, b; Rocksloh 1999) oder Feuchtgranulation mit einem Nicht-Lösemittel (Diaz 1996) führten zu vergrößerten Partikeln und verbesserten die Fließfähigkeit der

Pflanzenextrakte. Palma et al. (1999) untersuchten den Einfluss von kolloidaler Kieselsäure auf das Pressverhalten von Pflanzenextrakten. In der vorliegenden Arbeit wurde Enzianextrakt in sprühgetrockneter Form verwendet. Die Partikelgrößenverteilung des Pflanzenextrakts wurde mittels der Laserdiffaktometrie analysiert (vgl. Abschnitt 6.3.2). Dabei wurden relativ große Partikel mit einer engen Verteilung und geringen Schwankungen detektiert (Tabelle 17).

Tabelle 17. Partikelgrößenverteilung des Enzianextrakts, vermessen mittels Laserdiffraktometrie.

	d_{10} [µm]	d_{50} [µm]	d_{90} [µm]
Enzianextrakt	16,0 ± 0,04	53,2 ± 1,1	111 ± 3

Rasterelektronenmikroskopische Aufnahmen (Abschnitt 6.3.4) des Pflanzenextrakts zeigten sphärische Partikel unterschiedlicher Größe mit glatten Oberflächen (Abbildung 47).

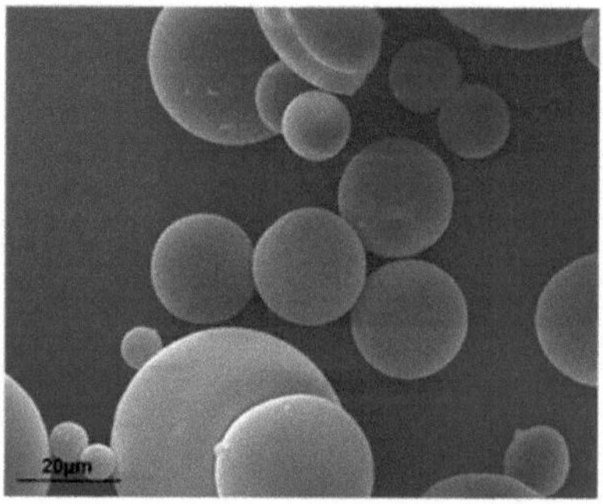

Abbildung 47. Rasterelektronenmikroskopische Aufnahme des Enzianextraktes.

Die sphärische Form kombiniert mit relativ großen Partikeln und einer engen Größenverteilung ließ im Gegensatz zu Literaturdaten eine gute Fließfähigkeit des Pulvers vermuten.

3.3.3. Herstellung und Charakterisierung von Minitabletten

Herstellung

Pflanzliche Trockenextrakte führen häufig zu Tabletten mit geringen Druckfestigkeiten. Als Füllstoff und Trockenbindemittel wurde daher silifizierte mikrokristalline Cellulose (SMCC) zur Erhöhung der Druckfestigkeit der Tabletten eingesetzt (Tabelle 18). Der koprozessierte Tablettierhilfsstoff verfügt über gutes Fließverhalten, vermindert Klebetendenzen von Arzneistoffen an den Tablettenstempeln und führt aufgrund seiner Plastizität zu besonders harten Tabletten (Gohel und Jogani 2005). Crospovidon diente als Zerfallhilfsmittel, Magnesiumstearat als Schmiermittel und kolloidale Kieselsäure als Fließregulierungsmittel.

Tabelle 18. Rezepturen der Enzianextraktminitabletten.

	Gehalt [%]
Enzianextrakt	50,0 / 70,0 / 90,0
SMCC	44,5 / 24,5 / 4,5
Magnesiumstearat	3,0
Crospovidon	2,0
kolloidale Kieselsäure	0,5

Die Bestimmung der Fließfähigkeit des Extrakts und der Tablettiermischungen mit der Ringscherzelle bestätigte die auf der Partikelform und -größe basierenden Vermutungen (Abschnitt 6.3.3). Obwohl es sich um einen Pflanzenextrakt handelte, zeigte der Enzianextrakt leicht fließendes Verhalten und nach Beimischung der Tablettierhilfsstoffe sogar frei fließendes Verhalten (Tabelle 19).

Tabelle 19. ff_c-Werte des reinen Enzianextrakts und der verschiedenen Tablettiermischungen.

	ff_c		Bezeichnung
	1.Messung	2.Messung	
Enzianextrakt 100 %	8,6	8,7	
Enzianextrakt 50 %	20,0	19,4	**E 50**
Enzianextrakt 70 %	19,8	21,0	**E 70**
Enzianextrakt 90 %	17,5	17,8	**E 90**

Charakterisierung

Hoch beladene Minitabletten mit bis 90 % Pflanzenextrakt konnten bei Pressdrücken von 67, 100 und 134 MPa produziert werden (Abschnitt 6.2.3). In Abbildung 48 sind die berechneten mittleren Druckfestigkeiten der 2 mm und der 1 mm Minitabletten dargestellt (Abschnitt 6.3.6). Aufgelistet sind die mechanischen Festigkeiten als *boxplots* mit Median sowie 10 und 90 % Quantil. Die Überschriften bezeichnen die verwendeten Tablettierformulierungen (vgl. Tabelle 19) und beziehen sich jeweils auf die drei darunter liegenden *boxplots*. Diese geben die Druckfestigkeit von Minitabletten gleicher Formulierung mit von links nach rechts ansteigenden Pressdrücken an (67, 100, 134 MPa).

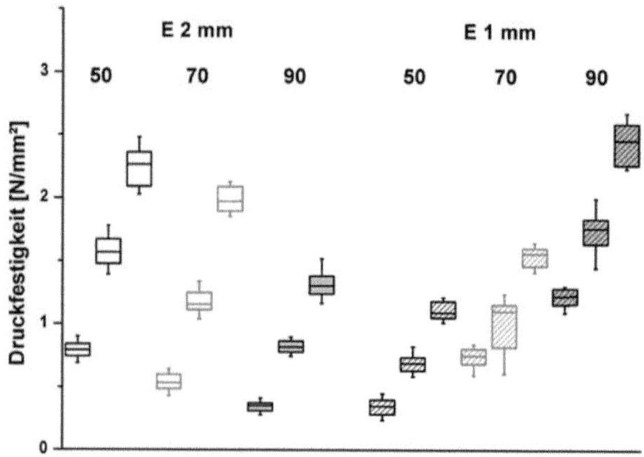

Abbildung 48. ***Boxplots*** **mit Median, 10 und 90 % Quantilen der Druckfestigkeiten der 2 und 1 mm Enzianextraktminitabletten. Die Überschriften geben die verwendeten Tablettierformulierungen an und beziehen sich jeweils auf die drei darunter liegenden** ***boxplots.*** **Jede Formulierung wurde bei 67, 100 und 134 MPa verpresst und innerhalb jeder** ***boxplot*****-Gruppe von links nach rechts mit ansteigenden Pressdrücken dargestellt. (n = 30)**

Die Druckfestigkeit der 2 mm Minitabletten nahm mit steigender Konzentration an Enzianextrakt ab. Je höher der Anteil an silifizierter mikrokristalliner Cellulose, desto fester wurden die Minitabletten, was auf die guten Trockenbindeeigenschaften der genutzten Cellulose zurückgeführt werden konnte. Im Gegensatz zu den 2 mm Tabletten wurde bei den 1 mm Minitabletten mit steigendem Arzneistoffanteil eine Erhöhung der Druckfestigkeit beobachtet. Da die 1 mm Minitabletten mit 70 und 90 % Enzianextrakt durch das Druck-Zugprüfgerät nicht mehr zerbrochen sondern zerquetscht wurden, konnte ein eindeutiger Bruch nicht detektiert werden. Eine Aussage über den Einfluss der Größe und des Arzneistoffgehalts der Minitabletten auf die Druckfestigkeit konnte daher nicht getätigt werden.

Bereits während der Herstellung fielen gut reproduzierbare Pressdrücke auf, die sich in engen 10 und 90 % Quantilen der Druckfestigkeit wiederspiegeln. Verglichen mit den Druckfestigkeiten der Chininhydrochloridminitabletten waren die detektierten Werte aller Enzianformulierungen und Tablettengrößen wesentlich geringer. Bezogen auf die Enzianminitabletten hatten weder der Tablettendurchmesser, die Arzneistoffbeladung noch der Pressdruck hatten einen reproduzierbaren Einfluss auf die Streuungen der Druckfestigkeit.

Entgegen den Erwartungen konnten hoch beladene Minitabletten mit 1 mm und 2 mm Durchmesser reproduzierbar mit hohen Druckfestigkeiten hergestellt werden. Die beobachteten geringen Streuungen der Druckfestigkeit und der gleichmäßige Tablettierprozess sind jedoch untypisch für Pflanzenextrakte. Die gute Fließfähigkeit und das unproblematische Pressverhalten resultierten vermutlich aus dem Herstellungsprozess des Extrakts.

3.3.4. Charakterisierung des Geschmacks

Die nichtspezifischen Sensoren der elektronischen Zunge können einen großen Vorteil bei der Detektion von Vielstoffgemischen bieten. In mehreren Studien wurde das analytische Sensorgerät bereits erfolgreich zur Detektion, Konzentrationsbestimmung und Qualitätskontrolle von pflanzlichen Vielstoffgemischen angewendet (Ahmad 2006, Kataoka et al. 2008).

Für die geplante Geschmacksanalyse der Enzianminitabletten wurden vorab Enzianextraktlösungen unterschiedlicher Konzentration mittels der elektronischen Zunge untersucht (Abbildung 49 und Abschnitt 6.4).

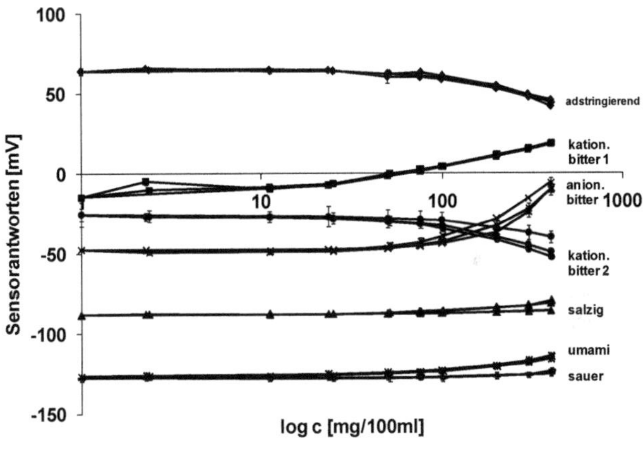

Abbildung 49. Sensorantworten der elektronischen Zunge auf Enzianextraktlösungen unterschiedlicher Konzentration in Phosphatpuffer. (pH = 6,0; n = 3; Sensoren: sauer, umami, adstringierend, salzig, anionisch bitter, kationisch bitter 1 & 2)

Alle Sensoren mit Ausnahme des kationischen Bittersensors 2, des anionischen Bittersensors und des „salzig" Sensors, konnten den Enzianextrakt in hohen Konzentrationen reproduzierbar detektieren. Entgegen den Erwartungen ließen sich jedoch lediglich Konzentrationen über 20 mg Extrakt/100 ml Phosphatpuffer detektieren (vgl. Abschnitt 3.4.1). Wie in den vorherigen Abschnitten beschrieben, müssen feste Arzneiformen für die Geschmacksanalyse freigesetzt werden. Eine erfolgreiche Geschmacksmaskierung kann jedoch nur nachgewiesen werden, wenn bereits geringe Arzneistoffkonzentrationen detektiert werden können. Da die elektronische Zunge Enzianextrakt zwar reproduzierbar, aber erst ab hohen Konzentrationen detektieren konnte, war keine Geschmacksanalyse von festen Arzneiformen durchführbar. Auf das Überziehen der Minitabletten und die Entwicklung von Lipidarzneiformen wurde deswegen verzichtet.

3.3.5. Zusammenfassung

Im Gegensatz zu den sich aus der Literatur ergebenen Erwartungen war es in der vorliegenden Arbeit möglich, Minitabletten von 2 mm und 1 mm Durchmesser mit bis zu 90 % Enzianextrakt erfolgreich zu entwickeln. Robuste mechanische Eigenschaften sowie eine hohe Reproduzierbarkeit der Druckfestigkeit konnten bei den 2 mm Minitabletten erzielt werden. Die Geschmacksanalyse des Enzianextrakts konnte nicht durchgeführt werden, da die elektronische Zunge das Vielstoffgemisch nicht ausreichend detektieren konnte. In Ermangelung einer anderen geeigneten analytischen Methode zur Geschmacksdetektion wurde auf den geschmacksmaskierenden Überzugschritt der Minitabletten verzichtet. Auch die Einbettung des Enzianextrakts in eine Lipidmatrix wurde aus denselben Gründen nicht durchgeführt.

3.4. Möglichkeiten und Grenzen der elektronischen Zunge

3.4.1. Einleitung

In der Einleitung dieser Arbeit wurde über die breite Anwendung der elektronischen Zunge zur Detektion und Beurteilung der Geschmacksmaskierung von flüssigen Systemen berichtet. Im Gegensatz dazu wurde die Geschmacksanalyse von festen Arzneiformen mittels der elektronischen Zunge bisher nur in wenigen Arbeiten untersucht (vgl. Abschnitt 1.3). Insbesondere die Verknüpfung und Korrelation der resultierenden Geschmacksdaten mit etablierten Gehaltsbestimmungsmethoden wie der UV-Spektroskopie wurde nur in Einzelfällen durchgeführt. Auch die Geschmacksintensivierung bzw. -veränderung während der Auflösung fester Arzneiformen wurde nur in Ansätzen untersucht. Im folgenden Abschnitt werden die in dieser Arbeit gewonnenen Erkenntnisse zur Detektion der Geschmacksmaskierung von festen Arzneiformen durch den Einsatz der elektronischen Zunge diskutiert.

3.4.2. Quantitative Detektion von Arzneistoffen

3.4.2.1. Chininhydrochlorid

Einfluss des Lösungsmittels

Grundlegend für die erfolgreiche Geschmacksanalyse fester Arzneiformen ist die Kalibrierung der elektronischen Zunge mit den jeweiligen geschmacksbestimmenden Substanzen. Sowohl der pH-Wert als auch die Ionenkonzentration der Prüflösungen haben dabei einen starken Einfluss auf die resultierenden Signale der elektronischen Zunge. In den bisher veröffentlichten Studien wurde der Geschmack der Probelösungen ausschließlich in Wasser analysiert (Krause 2008; Kayumba et al. 2007; Harada et al. 2010; Tokuyama et al. 2009). Für eine weitere Annäherung an die Gegebenheiten im Mundraum wurden die Geschmacksanalysen der vorliegenden Arbeit in Puffermedien durchgeführt. In Anlehnung an die Freisetzungsbedingungen medizinischer Kaugummis des Europäischen Arzneibuchs (Ph.Eur. 2010, Monographie 2.9.25) wurden die geschmacksmaskierten Arzneiformen in Puffermedien mit einem pH von 5,5 oder 6,0 analysiert. In Abbildung 50 sind die Reaktionen verschiedener Sensoren der elektronischen Zunge auf Chininhydrochloridlösungen in unterschiedlichen Medien dargestellt. Zur Erleichterung des Sensorvergleichs wurden die ersten Datenpunkte der Sensoren auf einen gemeinsamen Ausgangswert berechnet. Aus Übersichtsgründen sind exemplarisch vier Sensoren dargestellt, deren wesentliches Verhalten sich nicht von den restlichen drei Sensoren unterschied.

Die Sensorantworten auf die Arzneistofflösungen waren abhängig von dem gewählten Medium. Generell führte die Anwesenheit von Ionen in den Puffersystemen zu einer Verschiebung des Detektionslimits zu höheren Konzentrationen. Mit Ausnahme des salzig detektierenden Sensors ergab sich eine Reihenfolge des Detektionslimits von demineralisiertem Wasser < Phosphatpuffer < Acetatpuffer.

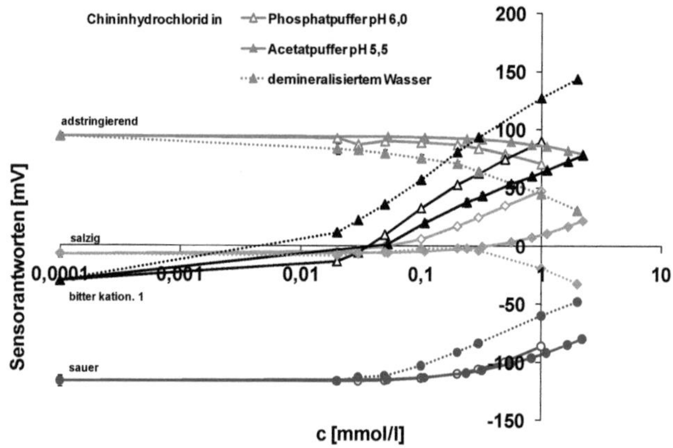

Abbildung 50. Kalibrierung der elektronischen Zunge mit Chininhydrochloridlösungen unterschiedlicher Konzentration in Phosphatpuffer (pH 6,0; nicht ausgefüllte Symbole), Acetatpuffer (pH 5,5; ausgefüllte Symbole, durchgezogene Linie) und demineralisiertem Wasser (ausgefüllte Symbole, gestrichelte Linie). (n = 3; MW ± s) (Sensorantworten der Kalibrierung in Wasser von Woertz et al. 2010c übernommen)

Da der *salzig* Sensor insbesondere mit unterschiedlichen Ionen interagieren soll, erschienen die voneinander abweichenden Sensorantworten bezogen auf die Medien nachvollziehbar. Die beobachtete Rangfolge der Puffermedien ließ sich nicht durch die unterschiedliche Ionenstärke erklären. Die berechneten Ionenstärken von 0,11 des Phosphatpuffers und 0,04 des Acetatpuffers ließen eine umgekehrte Reihenfolge erwarten. Unabhängig von diesem Effekt konnten in jedem getestetem Medium konzentrationsabhängige, reproduzierbare Sensorantworten detektiert werden.

Beurteilung der Güte der Kalibriermodelle

In beiden Puffersystemen konnte für die verwendeten Chininhydrochloridkonzentrationen ein gutes Kalibriermodell erstellt werden (Tabelle 20). Unter Einbeziehung aller Sensoren ließen sich die gemessenen Konzentrationen mit den Referenzwerten korrelieren. Das Bestimmtheitsmaß von 0,9954 für die Kalibrierung der elektronischen Zunge mit Chininhydrochlorid in Phosphatpuffer war ähnlich dem Bestimmtheitsmaß von 0,9904 für Chininhydrochlorid in Acetatpuffer. Auch die berechneten Fehlergrößen von

3,0 % (RMSEE = 0,0243) und 3,7 % (RMSEE = 0,0293) lagen in einer ähnlichen Größenordnung.

Tabelle 20. Kalibrierungsdaten der elektronischen Zunge.

	Chininhydrochlorid in Phosphatpuffer (pH 6,0)	Chininhydrochlorid in Acetatpuffer (pH 5,5)
R^2	0,9954	0,9904
RMSEE	0,0243	0,0293
Rauschen [g/l]	0,0059	0,0060
Nachweisgrenze [g/l]	0,0119	0,0120
Bestimmungsgrenze [g/l]	0,0593	0,0599

Die Nachweisgrenzen und die Bestimmungsgrenzen der Arzneistoffe wurden bezogen auf das Signal-Rausch-Verhältnis berechnet. Das Rauschen wurde aus dem Unterschied der Sensorantworten von drei Messdurchläufen für das jeweilige Puffermedium bestimmt. Die Nachweisgrenze ergab sich aus dem 2:1 Verhältnis und die Bestimmungsgrenze aus dem 10:1 Verhältnis dieser Werte. Sowohl die Nachweisgrenzen als auch die Bestimmungsgrenzen des Arzneistoffs waren in beiden Puffersystemen vergleichbar.

Zusammenfassend kann man sagen, dass nicht nur für jeden Arzneistoff, sondern auch für jedes Puffermedium eine separate Kalibrierung der elektronischen Zunge erfolgen muss. Bezogen auf das Chininhydrochlorid ergaben jedoch beide Kalibrierungen in den unterschiedlichen Puffermedien ein vergleichbares Kalibriermodell.

Korrelation mit Referenzmethode

Die elektronische Zunge wurde bisher erst selten zur Geschmacksanalyse fester Arzneiformen angewendet (Krause 2008; Kayumba et al. 2007; Harada et al. 2010; Tokuyama et al. 2009; Li et al. 2007; Janczyk et al. 2010). Bei den Untersuchungen beachteten lediglich Krause 2008, Kayumba et al. 2007, Harada et al. 2010 und Tokuyama et al. 2009 die zeitabhängige Geschmacksentwicklung während der Auflösung der festen Arzneiformen. Krause bestimmte 2008 den Geschmack von in Wasser freigesetzten Natriumbenzoatpellets und korrelierte als einzige die berechnete, freigesetzte Arzneistoffkonzentration erfolgreich mit Ergebnissen der UV-Spektroskopie. In dieser Arbeit wurde der Ansatz erweitert und untersucht, inwieweit sich die Ergebnisse auf weitere Arzneistoffe übertragen ließen. Exemplarisch wurden dabei drei bittere Arzneistoffe unterschiedlicher Struktur verwendet. Das kationische Chininhydrochlorid, die Säure Ibuprofen und der weitgehend neutrale Enzianextrakt als pflanzliches Vielstoffgemisch. Zusätzlich zum Einfluss der Arzneistoffe auf die Güte der Korrelation der resultierenden Arzneistoffkonzentrationen sollte der Einfluss von Puffermedien untersucht werden.

Für die Geschmacksanalyse wurden die festen Arzneiformen freigesetzt und nach definierten Zeitintervallen Proben entnommen (vgl. Abschnitt 6.3). Die Freisetzung der Chininhydrochloridmatrixextrudate erfolgte sowohl in Phosphatpuffer (P) als auch in Acetatpuffer (A). Die entnommenen Proben wurden sowohl mit der elektronischen Zunge, als auch mit dem UV-Spektrometer untersucht. Dabei sollten die resultierenden Daten beider Methoden nicht in Hinblick auf Präzision oder Richtigkeit verglichen werden. Es sollte lediglich geprüft werden, ob durch Korrelationen der Ergebnisse beider Methoden vergleichbare Aussagen getroffen werden konnten. Die Ergebnisse sind im Bezug auf die Freisetzungsdauer in Abschnitt 3.1.5. dargestellt. Die Arzneistoffkonzentrationen aus beiden Methoden wurden korreliert und in Abbildung 51 dargestellt.

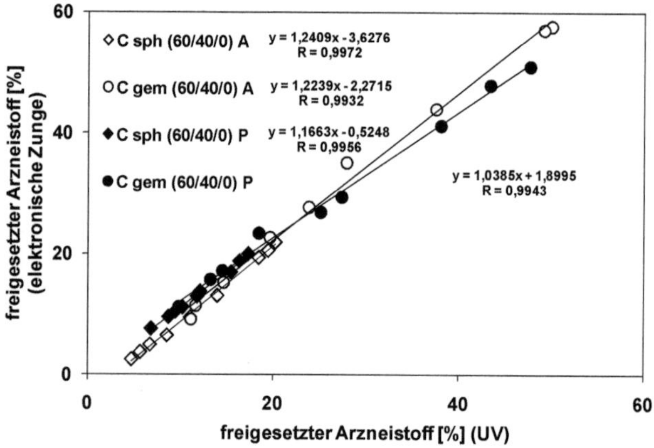

Abbildung 51. Korrelation der mittels der elektronischen Zunge und der UV-Spektroskopie berechneten Menge freigesetzten Arzneistoffs [%]. (n = 1)

Unabhängig von den eingesetzten Puffermedien konnten aus den berechneten Arzneistoffkonzentrationen mittels der verschiedenen Methoden gute Korrelationen ermittelt werden. Dies galt sowohl für die ausgerundeten als auch für die gemahlenen Extrudate. Der Korrelationskoeffizient lag bei allen Korrelationen über 0,993, ein Achsenabschnitt unterschiedlicher Ausprägung und Geraden mit Steigungen größer 1 wurden bei allen Korrelationen beobachtet. Daraus ließ sich ableiten, dass die elektronische Zunge systematisch etwas mehr Arzneistoff detektierte als durch die UV-Spektroskopie ermittelt werden konnte. Die ermittelten Arzneistoffkonzentrationen korrelierten, waren jedoch nicht identisch. Trotz der guten Korrelationen der berechneten Arzneistoffkonzentrationen sollte die elektronische Zunge in dieser Arbeit nicht zur Gehaltsbestimmung des Arzneistoffs dienen. Durch die Berechnung der Werte sollte überprüft werden, inwieweit die aus der Geschmacksanalytik erhaltenen Daten von Arzneiformen mit der freigesetzten Arzneistoffkonzentration korrelierten. Dies war nur möglich, da das Chininhydrochlorid die einzige detektierbare Substanz in der Arzneiform war, ein gutes Kalibriermodell vorlag und in messbaren Arzneistoffkonzentrationen gearbeitet werden konnte. Die erhaltenen Daten waren korrelierbar und reproduzierbar, jedoch lieferten beide Methoden nicht die gleichen Ergebnisse.

Analog zu den berechneten Arzneistoffkonzentrationen aus den Matrixextrudaten wurden die Geschmacksdaten der überzogenen Chininhydrochloridminitabletten mit den Daten der UV-Spektroskopie korreliert. Die überzogene Arzneiform wurde in Phosphatpuffer (P) und Acetatpuffer (A) freigesetzt, nach definierten Zeitintervallen Proben entnommen und diese mit der elektronischen Zunge und der UV-Spektroskopie analysiert. Da als Überzugspolymer der Chininhydrochloridminitabletten das mittels der elektronischen Zunge nicht detektierbare Propf-Copolymer Kollicoat® IR genutzt wurde, konnte die freigesetzte Arzneistoffkonzentration berechnet werden. Diese wurde im Vergleich zu den mittels der UV-Spektroskopie erhaltenen Daten über die Dauer der Freisetzung dargestellt (vgl. Abbildung 28). Anschließend wurden die berechneten Arzneistoffkonzentrationen korreliert und in Abbildung 52 dargestellt.

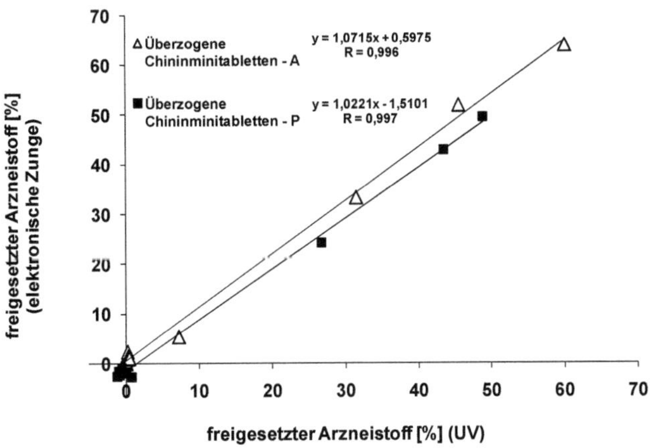

Abbildung 52. Korrelation der mittels der elektronischen Zunge und der UV-Spektroskopie berechneten Menge an freigesetztem Arzneistoff [%]. (n = 1)

Mit einem Korrelationskoeffizienten von 0,996 bzw. 0,997 ließen sich die Arzneistoffkonzentrationen gut korrelieren. Das unterschiedliche Puffermedium hatte keinen Einfluss auf die Korrelation. Auffallend waren bei den Messungen in Phosphatpuffer der y-Achsenabschnitt sowie die Ansammlung von Datenpunkten im dritten und vierten Quadranten.

Trotz mehrfacher Wiederholung gelang es nicht, eine ausreichend genaue Kalibrierung des UV-Spektrometers mit Chininhydrochlorid in Phosphatpuffer durchzuführen. Seit 1929 ist bekannt, dass Chininphosphat über eine sehr geringe Löslichkeit in Wasser verfügt (Hockett 1929). Daher konnten selbst Konzentrationen von 0,4 g/l Chininhydrochlorid nicht vollständig in Phosphatpuffer gelöst werden, was in einem y-Abschnitt der Kalibriergeraden von 0,029 resultierte. Absorptionen geringer 0,029, die während der *lag-time* gemessen wurden, führten daher zu negativen Konzentrationen, die nicht der Realität entsprachen. Obwohl die aus den UV-Daten berechneten Konzentrationen bedingt durch den y-Abschnitt der Kalibrierung bei dieser Untersuchung bis zu 1,3 % unter den tatsächlichen Werten lagen, war die Korrelation der Ergebnisse beider Messmethoden erfolgreich.

3.4.2.2. Ibuprofen

Detektionslimit

Die Geschmacksanalyse von unterschiedlich konzentrierten Ibuprofenlösungen mittels der elektronischen Zunge resultierte in einem guten Kalibriermodell. Ein Bestimmtheitsmaß von 0,996 und eine kleine berechnete Fehlergröße von 2,7 % (RMSEE = 1,35 mg/100ml) bestätigten die Güte des Modells (Tabelle 21). Zusätzlich konnten eine sehr geringe Nachweisgrenze von 0,32 mg/100 ml Phosphatpuffer und eine Bestimmungsgrenze von 1,59 mg/100 ml Puffer berechnet werden.

Tabelle 21. Kalibrierungsdaten der elektronischen Zunge.

	Ibuprofen in Phosphatpuffer (pH 6,0)
R^2	0,996
RMSEE	1,35
Rauschen [mg/100 ml]	0,16
Nachweisgrenze [mg/100 ml]	0,32
Bestimmungsgrenze [mg/100 ml]	1,59

Korrelation mit Referenzmethode

Eine Korrelation der durch die elektronische Zunge detektierten Arzneistoffkonzentrationen mit einer Referenzmethode war nicht immer möglich. Trotz eines guten Kalibriermodells konnten keine Zusammenhänge zwischen den beiden Methoden beobachtet werden. Neben dem Korrelationskoeffizienten und der Nachweis- bzw. Bestimmungsgrenze beeinflusste auch die eingesetzte Arzneistoffkonzentration die Messergebnisse. Wie bereits in Abschnitt 3.2.5.2. beschrieben, wurden aus den Lipidmatrixextrudaten mit 50 % Ibuprofenanteil weniger als 3 % des Arzneistoffs innerhalb von 300 Sekunden freigesetzt. Trotz einer Einwaage von 500 mg/150 ml Phosphatpuffer, befanden sich daher weniger als 8 mg Arzneistoff in 100 ml Medium. Die Bestimmungsgrenze der elektronischen Zunge für diesen Arzneistoff lag bei

1,59 mg/100 ml. Die elektronische Zunge konnte aufgrund der geringen Konzentrationen detektieren, dass mit zunehmender Freisetzungsdauer mehr Ibuprofen gelöst wurde, die Daten konnten jedoch nicht mit denen der Referenzmethode korreliert werden. Die Sensorantworten wurden daher multivariat im Vergleich zu Ibuprofenkalibrierlösungen höherer Konzentration ausgewertet, ohne eine anschließende Bestimmung der Konzentration durchzuführen.

3.4.2.3. Enzianextrakt

Detektionslimit

Die Kalibrierung der elektronischen Zunge mit Enzianextraktlösungen zwischen 24 und 400 mg/100ml Phosphatpuffer (pH = 6,0) ergab unter Einbeziehung sämtlicher Sensoren ein gutes Modell (Tabelle 22). Ein Bestimmtheitsmaß (R^2) von 0,9986 und eine Fehlergröße von 1,1 % (RMSEE = 4,2) bestätigten die gute Korrelation zwischen den gemessenen Konzentrationen und den Referenzwerten. Die in Abbildung 49 dargestellten extrem geringen Sensorantworten auf den pflanzlichen Extrakt bis zu Konzentrationen von 100mg/100ml führten jedoch dazu, dass die Abweichungen der Messdaten des reinen Puffers an Bedeutung gewannen. Über die Berechnung des Signal-Rausch-Verhältnisses wurden die Nachweisgrenze und die Bestimmungsgrenze bestimmt. In beiden Fällen ergaben sich hohe Werte, die eine Geschmacksanalyse fester Arzneiformen mit Enzianextrakt wenig sinnvoll erschienen ließen.

Tabelle 22. Kalibrierungsdaten der elektronischen Zunge.

	Enzianextrakt in Phosphatpuffer (pH 6,0)
R^2	0,999
RMSEE	4,2
Rauschen [mg/100 ml]	11,3
Nachweisgrenze [mg/100 ml]	22,6
Bestimmungsgrenze [mg/100ml]	113,0

Zur Einordnung sind die Daten in Abbildung 53 im Bezug auf die Enzianwurzelkonzentration von Sinupret® Liquitabs® dargestellt. Dabei handelt es sich um eine dispersible Tablette zur Behandlung von Atemwegsinfekten, die vor der Applikation in einem Esslöffel Wasser dispergiert wird. Ausgehend davon, dass die benötigte Flüssigkeitsmenge 5 ml entspricht, führte dies hochgerechnet auf 100 ml Phosphatpuffer zu einer Enzianwurzelkonzentration von 120 mg/100 ml Flüssigkeit.

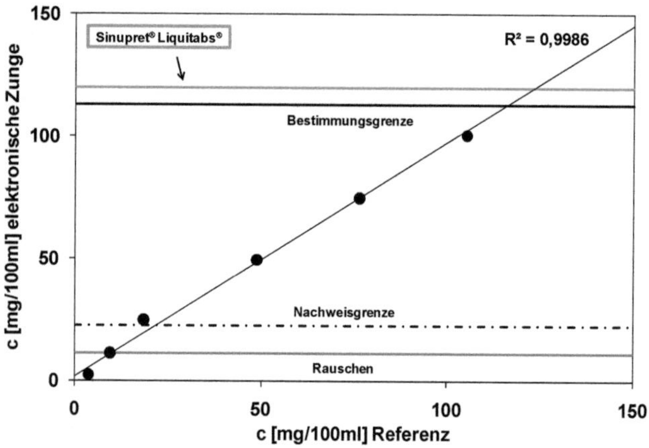

Abbildung 53. Rauschen, Nachweis- und Bestimmungsgrenze des Enzianextrakts in Phosphatpuffer (pH = 6,0), bestimmt über das Signal-Rausch-Verhältnis.

Obwohl diese Konzentration oberhalb der Bestimmungsgrenze von 113,0 mg/100ml lag und demnach quantitativ detektiert werden könnte, wurden grundlegende Probleme bei der Detektion fester Arzneiformen deutlich. Der Geschmack fester Arzneiformen verändert oder intensiviert sich mit der Dauer der Auflösung. Die Geschmacksentwicklung ist demnach zeitabhängig und geringe Konzentrationen von Geschmacksträgern sind bei der Geschmacksanalytik fester Arzneiformen von grundlegender Bedeutung. Aufgrund der hohen Nachweis- und Bestimmungsgrenzen könnten in diesem Fall keine Aussagen über die Geschmacksentwicklung der festen Arzneiform getroffen werden. Weder eine Verzögerung der Freisetzung, noch eine Geschmacksveränderung durch synergistische Effekte oder die zeitlich versetzte Auflösung mehrerer Komponenten könnte detektiert werden. Lediglich die komplett gelöste Arzneiform könnte geschmacklich charakterisiert werden.

Im Vorfeld der Untersuchungen wurde vermutet, dass der Einsatz der elektronischen Zunge insbesondere bei der Geschmacksbestimmung des pflanzlichen Vielstoffgemischs vorteilhaft ist. Es gelang jedoch nicht, dem Chininhydrochlorid und dem Ibuprofen vergleichbar gute Kalibriermodelle zu entwickeln. Verantwortlich dafür waren vermutlich strukturelle Unterschiede zwischen den verschiedenen Arzneistoffen. Sowohl das kationische Chininhydrochlorid als auch das in Phosphatpuffer (pH = 6,0) als Salz vorliegende Ibuprofen, waren ionische Substanzen. Im Gegensatz zu den beiden geladenen Arzneistoffen wurde der bittere Geschmack des Enzianextrakts vor allem durch die Secoiridoide Gentiopikrosid und Amarogentin bestimmt. Bei beiden Stoffen handelte es sich um ungeladene Strukturen. Weitere Bestandteile des Enzianextrakts sind meist ungeladene Polysaccharide. Die schlechte Sensitivität der elektronischen Zunge bezogen auf den Enzianextrakt ließ sich folglich dadurch erklären, dass die geschmacksbestimmenden Komponenten ungeladene Moleküle waren und daher nur unzureichend detektiert werden konnten.

Am Beispiel des Enzianextrakts wurde die grundlegende Bedeutung der Nachweis- und Bestimmungsgrenzen für die Geschmacksanalytik fester Arzneiformen, insbesondere für die Bestimmung einer *lag*-time deutlich. Zusammenfassend ergab sich, dass Korrelationen der Geschmacksdaten mit den Arzneistoffkonzentrationen der Referenzmethode nur eingeschränkt durchgeführt werden konnten. Von besonderer Bedeutung war dabei die Güte der Kalibrierung der Einzelsubstanzen, die Höhe der Arzneistoffkonzentrationen sowie die Nachweis- und Bestimmungsgrenzen der geschmacksbestimmenden Substanzen.

3.4.3. Geschmacksanalyse von festen Mehrkomponentensystemen

Die elektronische Zunge findet bereits seit einiger Zeit breite Anwendung bei der Geschmacksanalyse von flüssigen Systemen. Bei den dabei untersuchten Arzneiformen handelte es sich meist um Mehrkomponentensysteme, deren Inhaltsstoffe synergistische Effekte auf den Geschmack aufwiesen. Der Geschmack von festen Arzneiformen kann sowohl durch den Arzneistoff bestimmt werden (vgl. Abschnitt 3.4.2.), als auch beabsichtigt oder unbeabsichtigt durch Hilfsstoffe beeinflusst werden.

Der Geschmack fester Arzneiformen, deren einzige geschmacksbestimmende Substanz der Arzneistoff ist, muss dennoch nicht zwangsläufig mittels UV-Spektroskopie charakterisierbar sein. Im Gegensatz zur elektronischen Zunge können Hilfsstoffe bei einer einfachen UV-spektroskopischen Gehaltsbestimmung durch Überlagerung der UV-Absorption durch den Wirkstoff oder Trübung des Freisetzungsmediums (Abbildung 54) zu verfälschten Arzneistoffkonzentrationen führen. Rückschlüsse auf den Geschmack konnten daher nicht zwangsläufig gezogen werden. Zur Umgehung dieser Problematik bieten sich chromatographische Verfahren an, da der Gehalt der Komponenten nach Abtrennung einzeln bestimmt werden kann. Mittels der *high performance liquid chromatography* (HPLC) könnten Arzneistoffkonzentrationen selektiv bestimmt werden und Rückschlüsse auf den Geschmack der freigesetzten Arzneizubereitungen gezogen werden.

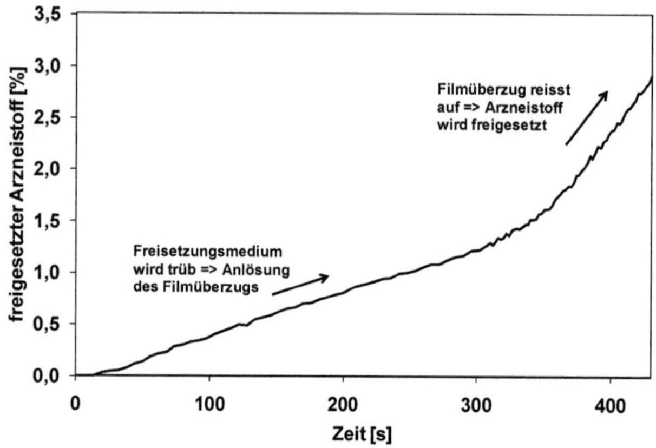

Abbildung 54. Freisetzung der überzogenen Ibuprofenminitabletten mittels der faseroptischen UV/Vis-Sonde. (Phosphatpuffer pH 6,0; 100 U/min; Blattrührerapparatur; n = 1; 221 nm)

Im Gegensatz dazu war die Geschmacksanalyse von festen Mehrkomponentensystemen durch die elektronische Zunge unabhängig von Faktoren wie Trübung oder Spektrenüberlagerung möglich. Trotz der genannten Vorteile musste die Geschmacksanalyse fester Arzneiformen mittels der elektronischen Zunge immer vor dem Hintergrund der Rohdaten betrachtet werden.

Feste Arzneiformen, deren Geschmack lediglich von der Konzentration des Arzneistoffs bestimmt wird, konnten (Abschnitt 3.4.2) mittels der elektronischen Zunge sowie mit Referenzmethoden wie der UV-Spektroskopie analysiert werden. Rückschlüsse von Konzentrationsdaten auf den Geschmack waren jedoch nur eingeschränkt möglich. Ein gutes Kalibriermodell, geringe Nachweis- und Bestimmungsgrenzen sowie messbare Arzneistoffkonzentrationen waren grundlegend für die Verbindung von detektierter Arzneistoffkonzentration und dem Geschmack der freigesetzten Arzneiform. In Abschnitt 3.1.5. ist die Geschmacksanalyse der überzogenen Chininhydrochloridminitabletten beschrieben. Diese Arzneiform diente als Bespiel für feste Mehrkomponentensysteme, deren lösliche Hilfsstoffe (Filmüberzug) durch die elektronische Zunge nicht detektiert wurden und die Berechnung der Arzneistoffkonzentration mittels der UV-Spektroskopie und der elektronischen Zunge zuließen (vgl. Abbildung 28 und Abbildung 52). Exemplarisch wurde der Geschmack fester Arzneiformen mit mehreren löslichen Komponenten von Kayumba et al. 2007 und Harada et al. 2010 untersucht. In beiden Studien wurde jedoch keine Verbindung zum Geschmack aller löslichen Einzelkomponenten hergestellt.

Die folgenden Hauptkomponentenanalysen sind ergänzende Darstellungen zu den bereits diskutierten Geschmacksanalysen der Abschnitte 3.1.5. und 3.2.5. Die möglichen

Einflüsse der Hilfsstoffe auf die Geschmacksanalyse und die Darstellung mittels einer Hauptkomponentenanalyse sollen anhand der Abbildungen verdeutlicht werden.

Ergänzend zu Abschnitt 3.1.5. ist in Abbildung 55 die Hauptkomponentenanalyse der Freisetzung von überzogenen Chininhydrochloridminitabletten dargestellt.

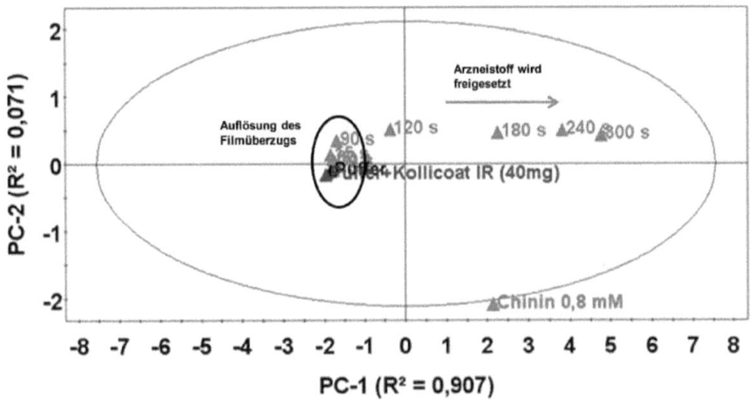

Abbildung 55. Hauptkomponentenanalyse der überzogenen Chininhydrochloridminitabletten in Acetatpuffer. (pH 5,5; n = 1; zwei Komponenten; Sensoren: sauer, umami, adstringierend, salzig, anionisch bitter, kationisch bitter 1 & 2)

Analog der Abbildung 28 war die verzögerte Freisetzung des Arzneistoffs auch in der Hauptkomponentenanalyse sichtbar. Es wurden lediglich geringe Unterschiede der Freisetzungsmedien während der Auflösung des Filmüberzugs detektiert, da dieser geschmacksneutral war. Als einzige weitere gut lösliche Substanz befand sich der Arzneistoff in der Formulierung, dessen Freisetzung den Geschmack deutlich beeinflusste. Bezogen auf die Dauer der Freisetzung konnte demnach eine deutliche Geschmacksintensivierung im Verlauf der Arzneistofffreisetzung detektiert werden.

Die überzogenen Ibuprofenminitabletten dienten als Beispiel für ein festes Mehrkomponentensystem, in dem neben dem Arzneistoff auch mehrere Hilfsstoffe durch die elektronische Zunge detektierbar waren (vgl. Abschnitt 3.2.5.). Über die Dauer der Freisetzung konnte eine zeitabhängige Geschmacksänderung detektiert werden. Lediglich Tokuyama et al. (2009) betrachteten ebenfalls den Geschmack von festen Arzneiformen mit zwei geschmacksbestimmenden Komponenten über die Zeit. Da es sich dabei jedoch um einen Vergleich von schnellzerfallenden Famotidintabletten mit Aspartam als Süßstoff handelte, konnte aufgrund der schnellen und gleichzeitigen Auflösung beider Komponenten nur eine Geschmacksintensivierung und keine Geschmacksänderung detektiert werden.

Zusätzlich zu dem detektierbaren Polymer, welches sich während der Freisetzung der überzogenen Ibuprofenminitabletten kontinuierlich auflöste (vgl. Abbildung 45), konnte trotz geringer Konzentrationen ein starker Einfluss des Tensids der Filmmischung auf den anionischen Bittersensor beobachtet werden (vgl. Abbildung 44). Dieser Effekt ließ sich lediglich durch Vergleich der Sensorantworten aller Einzelstoffkalibrierungen mit den Sensorantworten der freigesetzten Minitabletten erkennen. Es ist trotzdem anzunehmen, dass es sich bei diesem Effekt nicht um den Geschmack des Tensids handelte, sondern um eine Wechselwirkung der Lipidmembran mit diesem speziellen Tensid. Ein theoretisch möglicher seifiger Geschmack hätte sich vermutlich nicht in dieser extremen Reaktion lediglich eines Sensors gezeigt. Da die Sensoren nicht-spezifisch sind, hätten mehrere Sensoren reagiert. Außerdem führten selbst hohe Konzentrationen des Chininhydrochlorids nicht zu solch extremen Reaktionen des anionischen Bittersensors. Abbildung 56 zeigt die resultierende Hauptkomponentenanalyse inklusive des anionischen Bittersensors, der stark auf die Anwesenheit des SLS reagierte.

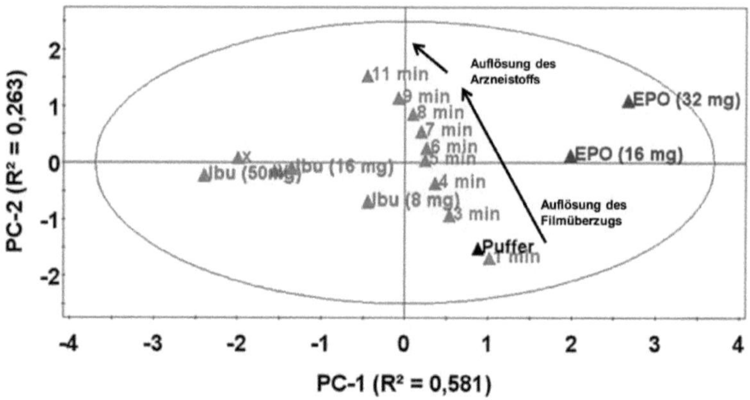

Abbildung 56. Hauptkomponentenanalyse der überzogenen Ibuprofenminitabletten in Phosphatpuffer. (pH = 6,0; n = 1; zwei Komponenten; Sensoren: adstringierend, anionisch bitter, kationisch bitter 2)

Analog der Hauptkomponentenanalyse ohne den anionischen Bittersensor (vgl. Abbildung 45) konnte die kontinuierliche Auflösung des detektierbaren Filmpolymers Eudragit® E PO visualisiert werden. Im Gegensatz dazu ließ sich durch Einbeziehung des stark auf SLS reagierenden Bittersensors keine eindeutige Verzögerung der Ibuprofenfreisetzung erkennen. Die Datenpunkte fast aller Freisetzungsmedien waren innerhalb der Hauptkomponentenanalyse in Richtung der Datenpunkte der Ibuprofenlösungen verschoben. Der Ausschluss des anionischen Bittersensors führte bei der resultierenden Hauptkomponentenanalyse (vgl. Abbildung 45) zu einer Verschiebung der Datenpunkte der Freisetzungslösungen innerhalb der ersten 6 Minuten in Richtung der Eudragit® E PO Lösungen. Analog den Rohdaten (vgl. Abbildung 43) konnte eine verzögerte Freisetzung des Arzneistoffs visualisiert werden.

Zusätzlich zu Hilfsstoffen, die die Bestimmung der freigesetzten Arzneistoffkonzentration erschweren, kann der Eigengeschmack einiger Hilfsstoffe zu Einflüssen auf den Geschmack führen. Eine Verbindung zwischen dem resultierenden Geschmack und der Arzneistoffkonzentration im Freisetzungsmedium ist in diesem Fall nicht mehr sinnvoll. Neben Hilfsstoffen, die einen Eigengeschmack aufweisen, wie dem Überzugspolymer Eudragit® E PO, können auch analog den flüssigen Arzneiformen Süßstoffe oder andere den Geschmack beeinflussende Substanzen verarbeitet werden (Tokuyama et al. 2009).

3.4.4. Zusammenfassung

Chininhydrochloridlösungen unterschiedlicher Konzentrationen führten in Abhängigkeit vom verwendeten Testmedium zu veränderten Sensorantworten der elektronischen Zunge. Die Güte der resultierenden Kalibriermodelle wurde durch die verwendeten Testmedien nicht negativ beeinflusst. Die Untersuchungslösungen mit Chininhydrochlorid, Ibuprofen und Enzianextrakt führten zu reproduzierbaren und konzentrationsabhängigen Sensorantworten. Am Beispiel der Chininhydrochloridarzneiformen waren gute Korrelationen der mittels der elektronischen Zunge und der UV-Spektroskopie berechneten Arzneistoffkonzentrationen möglich. Mittels der elektronischen Zunge konnten jedoch keine präzisen, quantitativen Aussagen getätigt werden. Voraussetzungen für die erfolgreiche Korrelation waren ein gutes Kalibriermodell, geeignete Konzentrationsbereiche und niedrige Nachweis- und Bestimmungsgrenzen des Arzneistoffs. Durch zu geringe Arzneistoffkonzentrationen im Freisetzungsmedium konnte im Fall der Ibuprofenextrudate kein Bezug der Daten auf die Referenzmethode hergestellt werden. Der Enzianextrakt wurde abgesehen von einer Kalibrierung nicht weiter mittels der elektronischen Zunge untersucht, da die Nachweis- und Bestimmungsgrenzen bezogen auf im Markt befindliche Produkte zu hoch waren.

Ein deutlicher Vorteil der elektronischen Zunge im Vergleich zu konventionellen Gehaltsbestimmungsmethoden wie der UV-Spektroskopie und anschließender Übertragung der Ergebnisse auf den Geschmack konnte bei festen Mehrkomponentensystemen beobachtet werden. Unabhängig von Trübungen des Freisetzungsmediums durch Hilfsstoffe oder UV-Spektrenüberlagerung der Bestandteile fester Arzneiformen, konnte der resultierende Geschmack nach Auflösung durch die elektronische Zunge detektiert werden. Analog den flüssigen Arzneiformen konnten durch die elektronische Zunge feste Mehrkomponentensysteme mit Geschmackseffekten bedingt durch Hilfsstoffe analysiert werden.

4. Zusammenfassung

Ziel dieser Arbeit war es, geschmacksmaskierte, multipartikuläre orale Arzneiformen mit drei bitteren Modellarzneistoffen zu entwickeln. Der Fokus lag dabei auf der Entwicklung der festen Arzneiformen und der Geschmacksanalytik mittels einer elektronischen Zunge.

Chininhydrochlorid, Ibuprofen und Enzianextrakt konnten zu Minitabletten mit 2 mm Durchmesser und Arzneistoffbeladungen von bis zu 90 % verpresst werden. Erstmalig gelang in dieser Arbeit die Herstellung von 1 mm Minitabletten. Die Verringerung des Tablettendurchmessers verbesserte den Tablettierprozess und die mechanischen Eigenschaften der resultierenden Minitabletten. Zur Maskierung des Geschmacks wurden die Minitabletten mit Chininhydrochlorid und Ibuprofen mit Filmüberzügen versehen. Die Arzneistofffreisetzung innerhalb der ersten 300 Sekunden wurde untersucht und gab erste Hinweise auf eine erfolgreiche Geschmacksmaskierung.

Als weiterer Ansatz zur Herstellung geschmacksmaskierter, multipartikulärer Arzneiformen wurden die bitteren Arzneistoffe in Matrices eingebettet. Lipidextrudate mit bis zu 70 % Chininhydrochlorid wurden entwickelt. Vier unterschiedliche Ansätze, wie das Ausrunden der Extrudate, die Anwendung von Matrixformulierungen, die bereits in früheren Arbeiten erfolgreich zur Geschmacksmaskierung führten, die Reduktion des Arzneistoffanteils auf 10 % und die Reduktion des Arzneistofffeinanteils durch zweifache Extrusion, führten nicht zu einer verzögerten Freisetzung. Im Gegensatz dazu resultierte die Matrixeinbettung von bis zu 90 % Ibuprofen in einer stark reduzierten Arzneistofffreisetzung während der ersten 300 Sekunden und deutete auf eine erfolgreiche Geschmacksmaskierung hin.

Die zeitabhängige Geschmacksentwicklung der multipartikulären Arzneiformen wurde mittels der elektronischen Zunge untersucht. Das Detektionslimit der Arzneistoffe wurde von den verwendeten Medien beeinflusst, führte jedoch zu vergleichbaren Kalibriermodellen. Das kationische Chininhydrochlorid sowie das durch das Puffermedium gebildete Salz des Ibuprofens konnten im Gegensatz zum neutralen Enzianextrakt gut erfasst werden. Aufgrund von hohen Nachweis- und Bestimmungsgrenzen wurde der Pflanzenextrakt nicht weiter zu geschmacksmaskierten Arzneiformen verarbeitet.

Die Möglichkeiten und Grenzen der elektronischen Zunge bei der Geschmacksanalyse fester Arzneiformen wurden an vier Anwendungsbeispielen untersucht. Lipidextrudate mit Chininhydrochlorid und Ibuprofen dienten als Beispiele für feste Arzneiformen mit dem Arzneistoff als einziger löslicher, geschmacksbestimmender Komponente. Die

Geschmacksmaskierung der Chininhydrochloridextrudate war nicht erfolgreich, jedoch korrelierten die detektierten Arzneistoffkonzentrationen gut mit Referenzdaten der UV-Spektroskopie. Im Gegensatz dazu wurde eine erfolgreiche Geschmacksmaskierung der Ibuprofenextrudate mittels der elektronischen Zunge bestätigt.

Überzogene Chininhydrochloridminitabletten dienten als Beispiel für feste Arzneiformen mit mehreren löslichen, aber nur einer geschmacksbestimmenden Komponente. Der Anstieg der Geschmacksintensität nach der verzögerten Arzneistofffreisetzung wurde zeitabhängig detektiert und die berechneten Arzneistoffkonzentrationen korrelierten gut mit der Referenzmethode.

Die überzogenen Ibuprofenminitabletten stellten Arzneiformen dar, welche mit Arzneistoff, Filmpolymer und Benetzungsmittel mehrere lösliche, geschmacksbestimmende Komponenten enthielten. Die zeitabhängige Geschmacksveränderung, bedingt durch die direkt einsetzende Auflösung des Filmüberzugs und die verzögert einsetzende Auflösung des Arzneistoffs konnte mittels der elektronischen Zunge verfolgt werden. Das Benetzungsmittel Natriumlaurylsulfat führte durch Interaktion mit einem Sensor zu veränderten Ergebnissen. Selbst geringe Konzentrationen von weitgehend geschmacksneutralen Hilfsstoffen müssen demnach bei der Geschmacksanalytik fester Arzneiformen beachtet werden.

In dieser Arbeit wurden geschmacksmaskierte überzogene Minitabletten und Lipidextrudate entwickelt. Erstmalig erfolgte eine Übertragung der Tablettierformulierungen von 2 mm auf 1 mm Minitabletten. Ein tiefer gehender Einblick in die Geschmacksanalytik fester Arzneiformen mittels der elektronischen Zunge konnte gewonnen werden.

5. Summary

The aim of this work was to develop taste-masked multiple-unit solid dosage forms containing three bitter model drugs. Formulation development and subsequent taste evaluation with an electronic tongue were of particular interest.

Mini-tablets of 2 mm diameter and drug loads up to 90 % of quinine hydrochloride, ibuprofen and gentian extract were produced. For the first time, down-scaling from 2 mm to 1 mm mini-tablets was successfully performed. With decreasing diameter, the manufacturing process improved and resulted in 1 mm mini-tablets with superior mechanical properties. For taste-masking purposes, coating of 2 mm mini-tablets containing the bitter drugs quinine hydrochloride and ibuprofen was carried out. Dissolution profiles during the first 300 seconds were determined and indicated successful taste-masking.

As a further approach to produce taste-masked multiple unit dosage forms, active ingredients were embedded into a matrix. Lipid extrudates containing quinine hydrochloride concentrations up to 70 % were produced. Four different approaches like spheronisation of lipid extrudates, application of matrix formulations which have been proved for their taste-masking abilities in earlier studies, reduction of the drug load to 10 % and two-step extrusion to reduce fine particle fraction of the drug did not lead to a delayed drug release. In contrast, lipid extrudates with up to 90 % ibuprofen released less than 3.5 % drug during the first 300 seconds of dissolution, which indicated a successful taste-masking.

Subsequent to the production of the multiple unit dosage forms, time-dependent taste variation was evaluated using an electronic taste sensing system. The dissolution media influenced the detection limit of quinine hydrochloride but led to comparable calibration models. The electronic taste sensing system was able to detect quinine hydrochloride and the salt of ibuprofen due to their ionic structure. In contrast, gentian extract containing bitter tasting substances with nonionic structure exhibited high quantification and detection limits. Therefore, no taste-masking approaches were applied on mini-tablets with gentian extract.

A novel sample preparation method for taste assessment of solid dosage forms with an electronic taste sensing system was established. Opportunities and limitations of the taste sensing system with respect to solid dosage forms were evaluated based on four different examples. Lipid extrudates containing quinine hydrochloride and ibuprofen served as solid dosage forms containing only the active ingredient as a soluble and taste dominating excipient. For quinine hydrochloride extrudates, taste-masking could not be detected. However, successful correlations of the detected drug concentrations by the electronic tongue and UV-spectroscopy were possible. In contrast, lipid extrudates containing ibuprofen exhibited successful taste-masking.

Quinine hydrochloride mini-tablets with a taste-masking coating served as an example for solid dosage forms with a soluble but non-tasting polymer and a taste dominating active ingredient. The increase of taste due to the drug release after a lag-time could be determined, and quinine hydrochloride concentrations correlated well with UV-spectroscopy measurements.

Coated mini-tablets with ibuprofen served as an example for solid dosage forms which contained several soluble and taste determining excipients like the active ingredient, the polymer and a coating additive. Taste variation over time due to the dissolution of the coating polymer during the lag-time and subsequent dissolution of ibuprofen was detected with the electronic taste sensing system. The essential coating additive sodium laurylsulfate let to misleading sensor responses. Even small amounts of apparently non taste dominating excipients have to be considered during taste assessment of solid dosage forms.

In this work, taste-masked coated mini-tablets and lipid-extrudates were developed. For the first time, down scaling from 2 mm to 1 mm mini-tablets was performed. A deeper insight into taste assessment of solid dosage forms using an electronic tongue was gained.

6. Experimenteller Teil

6.1. Materialien

Die in der vorliegenden Arbeit verwendeten Arzneistoffe und Hilfsstoffe sind im folgenden Abschnitt tabellarisch aufgeführt. Diese beinhalten den jeweiligen Handelsnamen, die Funktion und die Bezugsquelle der verwendeten Substanzen. In Tabelle 23 sind die bitteren Modellarzneistoffe aufgelistet.

Tabelle 23. Modellarzneistoffe der vorliegenden Arbeit.

	Chininhydrochlorid	Ibuprofen		Enzianextrakt
Handelsname	-	Ibuprofen 90	Ibuprofen DC 100	-
Strukturformel	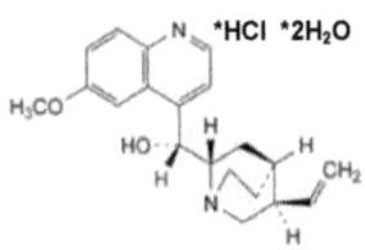	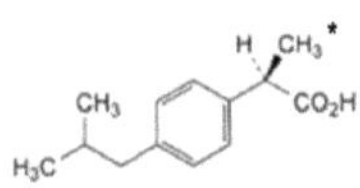		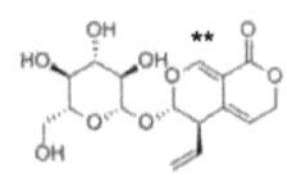
Schmelzpunkt	122°C	75°C		nicht bekannt
Bezugsquelle	Buchler Braunschweig Deutschland	BASF Ludwigshafen Deutschland	Pharmatrans Sanaq Basel Schweiz	Bionorica, Neumarkt Deutschland

*= Enantiomerengemisch ** = Strukturformel der Leitsubstanz Gentiopikrosid

Tabelle 24 beinhaltet alle in dieser Arbeit verwendeten Stoffe, die mit den Arzneistoffen zur Entwicklung der Minitabletten eingesetzt wurden.

Tabelle 24. Tablettierhilfsstoffe.

	sprühgetrocknetes α-Lactose Monohydrat	granuliertes α-Lactose Monohydrat	Dicalciumphosphat Anhydrat
Handelsname	Flowlac® 100	Tablettose® 80	Dicafos® AN
Funktion	Bindemittel	Bindemittel	Bindemittel
Bezugsquelle	Meggle Wasserburg Deutschland	Meggle Wasserburg Deutschland	Budenheim Budenheim Deutschland

	silifizierte mikrokristalline Cellulose	Magnesium-stearat	Calcium-behenat
Handelsname	Prosolv® SMCC HD 90	-	-
Funktion	Bindemittel	Schmiermittel	Schmiermittel
Bezugsquelle	J. Rettenmeier & Söhne Rosenberg Deutschland	Welding Hamburg Deutschland	Synopharm GmbH Barsbüttel Deutschland

	Talkum	Crospovidon	Crospovidon
Handelsname	Talkum Pharma G	Kollidon® CL	Kollidon® CL-M
Funktion	Schmiermittel	Sprengmittel	Sprengmittel
Bezugsquelle	F.C. Erbslöher Krefeld Deutschland	BASF Ludwigshafen Deutschland	BASF Ludwigshafen Deutschland

	Natrium-croscarmellose	kolloidales Siliciumdioxid	Saccharin-Natrium
Handelsname	Ac-Di-Sol®, Type SD-711	Aerosil® 200	-
Funktion	Sprengmittel	Fließregulierungsmittel	Süßstoff
Bezugsquelle	FMC Biopolymer Brüssel Belgien	Evonik Essen Deutschland	Caelo Hilden Deutschland

In der folgenden Tabelle 25 sind die Überzugspolymere und Filmmischungen aufgelistet, die während der Arbeit an der elektronischen Zunge untersucht wurden oder als Überzug zur Geschmacksmaskierung der Minitabletten verwendet wurden. Zur Erleichterung der Übersicht sind die Mischungen unter dem Handelsnamen aufgelistet.

Tabelle 25. Überzugspolymere und Filmmischungen.

Handelsname	Kollicoat® IR	Kollicoat® Protect	Pharmacoat® 606
Funktion	Filmüberzug	Filmüberzug	Filmüberzug
Zusammensetzung	Polyvinylalkohol- Polyethylenglykol- Propfcopolymer	Kollicoat® IR Polyvinylalkohol	Hydroxypropyl- methylcellulose
Bezugsquelle	BASF Ludwigshafen Deutschland	BASF Ludwigshafen Deutschland	Syntapharm Mühlheim Deutschland

	Lycoat® RS 720	Lustre Clear® LC103	Opadry® tm
Funktion	Filmüberzug	Filmüberzug	Filmüberzug
Zusammensetzung	modifizierte Erbsenstärke	Carrageenan, hydroxyliertes Sojalecithin, Maltodextrin mikrokristalline Cellulose Polyethylenglykol Propylenglykolalginat	HPMC Titandioxid Polyethylenglykol Aspartam Talkum
Bezugsquelle	Roquette Lestrem Frankreich	FMC BioPolymer Ogletown USA	Colorcon Dartorf England

Handelsname	Eudragit® E PO	Texapon K 1296 N	Endenor C18/98
Funktion	Filmüberzug	Benetzungsmittel	Benetzungsmittel
Zusammensetzung	basisches Polymethacrylat	Natriumlaurylsulfat	Stearinsäure
Bezugsquelle	Evonik Essen Deutschland	Henkel Düsseldorf Deutschland	Henkel Düsseldorf Deutschland

Die Herstellung der Matrixetrudate erfolgte mit den in Tabelle 26 aufgeführten Matrixbildnern.

Tabelle 26. Extrusionshilfsstoffe.

	Glyceroltrilaurat	Glyceroltrimyristat	Polyethylenglykol
Handelsname	Dynasan® 112	Dynasan® 114	PEG 10.000 P
Funktion	Matrixbildner	Matrixbildner	Matrixbildner
Bezugsquelle	Sasol Witten Deutschland	Sasol Witten Deutschland	Clariant Frankfurt am Main Deutschland

	Hartfett	Glyceroldibehenat	Glyceroldistearat
Handelsname	Witocan 42/44	Compritol 888 ATO	Precirol ATO 5
Funktion	Matrixbildner	Matrixbildner	Matrixbildner
Bezugsquelle	Sasol Witten Deutschland	Gattefossé Weil am Rhein Deutschland	Gattefossé Weil am Rhein Deutschland

In Tabelle 27 sind die benötigten Substanzen zum Herstellen der Standardlösung, der Negativlösung, der Positivlösung und der Salzlösung zum Auffüllen der Referenzelektroden genannt.

Tabelle 27. Substanzen zur Erstellung von analytischen Lösungen für die elektronische Zunge. (Abschnitt 6.3)

	Funktion	Bezugsquelle
Kaliumchlorid	Standardlösung	Grüssing, Filsum, Deutschland
Weinsäure	Standardlösung	Sigma-Aldrich, Laborchemikalien, Seeze, Deutschland
Salzsäure (1 mol/l)	Negativlösung	Merck, Darmstadt, Deutschland
Ethanol 96 %	Negativlösung / Positivlösung	VWR International, Leuven, Belgien
Kaliumhydroxid (0,1 mol/l)	Positivlösung	Merck, Darmstadt, Deutschland
Kaliumchlorid (3,33 mol/l) in gesättigter AgCl-Lösung	Innere Lösung der Referenzelektroden	Insent, Atsugi-chi, Japan

In Tabelle 28 sind die funktionellen Bestandteile zur Herstellung des Phosphat- und Acetatpuffers für die Freisetzungsuntersuchungen aufgelistet.

Tabelle 28. Substanzen zum Erstellen der Puffermedien.

	Bezugsquelle
Kaliumdihydrogenphosphat	Grüssing, Filsum, Deutschland
Natriumhydroxidlösung (1 mol/l)	Merck, Darmstadt, Deutschland
Natriumacetat Trihydrat	Grüssing, Filsum, Deutschland
Essigsäure (100 %)	Merck, Darmstadt, Deutschland

6.2. Herstellungsmethoden

6.2.1. Mischen

Die in den Abschnitten 3.1.3., 3.2.3. und 3.3.3. genannten Pulvermischungen für die Entwicklung der Minitabletten unterschiedlicher Größe wurden mittels eines Turbulamischers (W.A. Bachofen AG, Basel, Schweiz) hergestellt. Aufgrund der Schmiermittelempfindlichkeit wurden die Tablettiermischungen vorab ohne Schmiermittel gemischt. Anschließend wurde der fertigen Pulvermischung die in den Rezepturen der jeweiligen Abschnitte genannte Menge Schmiermittel beigemischt. Für die Tablettiermischungen wurden Chargengrößen zwischen 150 und 350 g hergestellt.

Die Pulvermischungen zur Herstellung der Trockengranulate (vgl. Abschnitte 3.1.3. und 3.2.3.) und Extrudate (vgl. Abschnitte 3.1.4. und 3.2.4.) wurden mittels eines Labormischers (LM 20, Bohle, Enningerloh, Deutschland) hergestellt. Analog der Herstellung der Tablettierformulierungen wurden die Mischungen, die anschließend trockengranuliert werden sollten, vorab ohne Schmiermittel hergestellt. Der fertigen Pulvermischung wurde in einem anschließenden Schritt die in den jeweiligen Rezepturen genannte Menge Schmiermittel untergemischt. Die hergestellten Chargengrößen lagen zwischen 500 und 1000 g für Extrudatmischungen und zwischen 1000 und 1500 g für Trockengranulatmischungen. Die verwendeten Geräte und Parameter sind in Tabelle 29 aufgeführt.

Tabelle 29. Herstellung der verwendeten Pulvermischungen.

Arzneistoff	Arzneiform	Mischer	Parameter
Chininhydrochlorid	Minitabletten	Turbula	20 min bei 42 U/min + 2 min bei 42 U/min
	Trockengranulate	Labormischer	20 min bei 27 U/min + 2 min bei 9 U/min
	Extrudate	Labormischer	15 min bei 27 U/min
Ibuprofen	Minitabletten	Turbula	20 min bei 42 U/min + 2 min bei 42 U/min
	Minitabletten*	Turbula	60 min bei 42 U/min +2 min bei 42 U/min
	Trockengranulate	Labormischer	20 min bei 27 U/min + 2 min bei 9 U/min
	Extrudate	Labormischer	15 min bei 27 U/min
Enzianextrakt	Minitabletten	Turbula	20 min bei 42 U/min + 2 min bei 42 U/min

* Rezepturansatz Nr.18 - 23

6.2.2. Walzenkompaktieren

Die in den Abschnitten 3.1.3 und 3.2.3 beschriebenen Trockengranulate wurde mittels eines Walzenkompaktors (Mini Pactor, Gerteis Maschinen + Processengineering AG, Jona, Schweiz) hergestellt. Dabei wurden Walzen mit 2,5 cm Breite, 25 cm Durchmesser und einer glatten Oberfläche verwendet. Die Prozessparameter wurden an die jeweilige Formulierung angepasst und sind in Tabelle 30 dargestellt. Das Verhältnis der Geschwindigkeit von Dosier- zu Stopfschnecke betrug 1:2. Ein Sterngranulator mit einer Drehzahl von 60 U/min rechtsdrehend und 90 U/min linksdrehend wurde in Kombination mit einem 1,0 mm Sieb zur Zerkleinerung der produzierten Schülpen verwendet. Der Granulationsprozess wurde direkt an den Kompaktierprozess angeschlossen und war in den Walzenkompaktor integriert.

Tabelle 30. Prozessparameter der Trockengranulation.

Arzneistoff	Formulierung	spezifische Kompaktierkraft [kN/cm]	Spalt [mm]	Walzen-geschwindigkeit [U/min]
	gran 70 / 80 / 90	2	3	3
Chininhydrochlorid*	komp. gran. 70	2	3	3
	komp. gran. 80	2	3	3
	Granulat 100 %	3	3	2
Ibuprofen**	Granulat 95 %	3	3	2
	Granulat 97,5 %	3	3	2

* = Abschnitt 3.1.3.2. ** = Abschnitt 3.2.3.

6.2.3. Tablettieren

Alle Minitabletten wurden mit einer instrumentierten Rundläufertablettenpresse (Pressima, IMA Kilian, Köln, Deutschland) hergestellt. Die resultierenden Presskräfte der Ober- und Unterstempel, die Aushebekräfte und Abstreifkräfte während des Tablettierens exemplarischer Formulierungen wurden über Dehnungsmessstreifen detektiert und konnten mittels einer vom Hersteller bereitgestellten Software (MS 3200, IMA Kilian, Köln, Deutschland) ausgewertet werden (vgl. Abschnitt 3.1.3). Alle Minitabletten wurden mit geführten Euro-B Stempelwerkzeugen produziert (Ritter-Pharma Technik GmbH, Stapelfeld, Deutschland). Dabei handelte es sich um bikonvexe 19-fach Minitablettenstempel mit Durchmessern von 2 mm (Wölbungsradius = 1,4) und 1 mm (Wölbungsradius = 1,05).

Für die Produktion der 1 mm Minitabletten musste die vom Hersteller eingebaute Niederzugschiene (12 mm) der Tablettenpresse ausgetauscht werden. Eine 6 mm Niederzugschiene, die die Stempel für die Pulverbefüllung in geringerem Ausmaß absenkt, wurde vor jeder Produktion der 1 mm Minitabletten eingebaut.

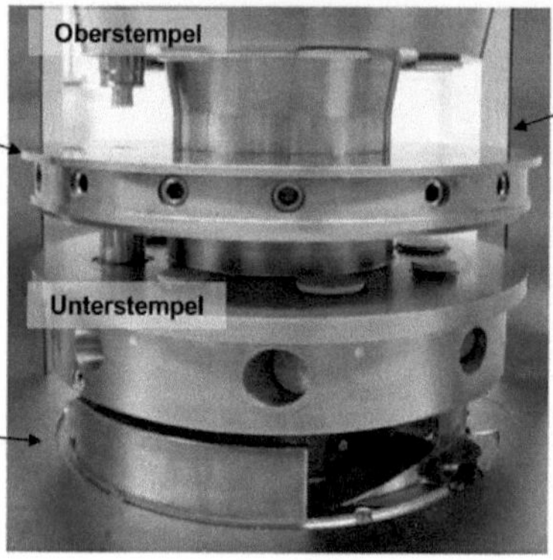

Abbildung 57. Matrizentisch der Rundläufertablettenpresse.

Dadurch wurde verhindert, dass die Unterstempel durch den Befüllungsprozess nach unten aus der Matrize herausgezogen wurden. Während des anschließenden Hochschiebens der Stempel als Vorbereitung für den Pressvorgang könnten sonst die Stempel aufgrund von geringen Positionsänderungen in der Matrize verkanten und brechen.

Während des Tablettierens aller Formulierungen wurde eine Umdrehungsgeschwindigkeit des Matrizentischs und des Rührflügelfüllschuhs von 10 U/min eingestellt. Entsprechend des Pressverhaltens des jeweiligen Arzneistoffs und der Tablettengröße wurden unterschiedliche Presskräfte angewendet. Die Formulierungen wurden mit vergleichbaren Pressdrücken zu Minitabletten unterschiedlicher Größe verpresst. In Tabelle 31 befindet sich eine Übersicht der verwendeten Presskräfte bezogen auf die Arzneistoffe und die Tablettengröße sowie die resultierenden Pressdrücke.

Tabelle 31. Eingestellte Prozessparameter bei der Produktion der Minitabletten.

Arzneistoff	Presskräfte [kN] 2 mm Minitabletten	Presskräfte [kN] 1 mm Minitabletten	Pressdrücke [MPa]
Chininhydrochlorid	2,0 / 4,0 / 6,0	0,5 / 1,0 / 1,5	33, 67, 100
Ibuprofen	3,0 / 4,0 / 5,0	0,75 / 1,0 / 1,25	50, 67, 84
Enzianextrakt	4,0 / 6,0 / 8,0	1,0 / 1,5 / 2,0	67, 100, 134

6.2.4. Überziehen von Minitabletten

Der Befilmungsprozess der 2 mm Minitabletten wurde in einer Wirbelschichtapparatur (Mycrolab, Hüttlin, Schopfheim, Deutschland) durchgeführt. In die Kollicoat® IR enthaltende Sprühlösung zum Überziehen der Chininhydrochloridminitabletten wurde mittels eines UltraTurrax (IKA-Werke GmbH, Staufen, Deutschland) Talkum dispergiert (vgl. Abschnitt 3.1.3.4.). Die Herstellung der Sprühdispersion mit Eudragit® E PO erfolgte nach Herstellerangaben (Eudragit® Application Guidelines 2009). Die gewählten Prozessparameter wurden entsprechend den Filmrezepturen modifiziert und sind in Tabelle 32 aufgelistet.

Tabelle 32. Prozessparameter des Überziehens der Minitabletten in der Wirbelschichtapparatur.

Prozessparameter	Chininhydrochlorid-minitabletten	Ibuprofen-minitabletten
Zulufttemperatur	44°C	36°C
Produkttemperatur	36°C	29°C
Ablufttemperatur	30°C	26°C
Zuluftmenge	17 m³/h	18 m³/h
Sprühluftdruck	0,7 bar	0,7 bar
Mikroklima	0,5 bar	0,5 bar
Sprühgeschwindigkeit	3-5 g/min	3-5 g/min
Ansatzgröße	100 g	100 g

Die aufgetragene Polymermenge wurde über den Massenzuwachs der gesamten Minitablettencharge und die Berechnung der Tablettenoberfläche bestimmt.

Annäherungsweise wurde die Tablettenoberfläche der 2 mm Minitabletten als Kugeloberfläche berechnet (Formel 2).

$$A = \pi d^2 \qquad \textbf{Formel 2}$$

Minitabletten mit einem Durchmesser (d) von 2 mm verfügten demnach über eine Oberfläche (A) von 12,6 mm². Bei einer durchschnittlichen Masse von 6 mg pro Minitablette und einer Einwaage von 100 g pro Ansatz resultierten in etwa 16.666 Minitabletten. Aus dem Polymeranteil der aufgebrachten Sprühlösung, der Gesamtanzahl an Minitabletten und der Oberfläche wurde der Polymerauftrag (vgl. Abbildung 28) der überzogenen Chininhydrochloridminitabletten errechnet.

Wie in Abschnitt 3.2.3. beschrieben sollten die Ibuprofenminitabletten zum Einen durch das Schaffen einer physikalischen Barriere geschmacksmaskiert werden, zum Anderen wurde die Reduktion der detektierbaren Arzneistoffmenge durch Anwesenheit von Eudragit® E PO verfolgt. Für messbare Interaktionen musste mindestens ein Verhältnis zwischen Ibuprofen und Eudragit® E PO von 2:1 vorliegen. Die benötigte Menge an Sprühlösung wurde wieder mittels der durchschnittlichen Masse der Minitabletten, dem Trockengewichtanteil des Polymers und der Oberfläche der Minitabletten berechnet.

6.2.5. Extrudieren

Die angegebenen Rezepturen (vgl. Abschnitte 3.1.4. und 3.2.4.) wurden durch die Festfettextrusion mittels eines gleichläufigen Zweischneckenextruders (Mikro 27 GL-28D, Leistritz, Nürnberg, Deutschland) zu Matrixextrudaten verarbeitet. Die Pulvermischungen wurden über eine gravimetrische Pulverdosierungseinheit (KT20 K-Tron Soder, Lenzhard, Schweiz) mit 40 g/min in den Zylinder des Extruders überführt und mit stumpfen Schnecken sowie einem Rondenwerkzeug zu Matrixextrudaten verarbeitet.

Aus der Literatur war bekannt, dass die Schneckenkonfiguration großen Einfluss auf den Extrusionsprozess und die Produkteigenschaften haben kann (Djuric und Kleinebudde 2008). Die Kombination von Förder- und Knetelementen ermöglicht die Anpassung des Prozesses auf die Eigenschaften der Pulvermischungen. Förderelemente (GFA) transportieren das Material von der Pulverdosierungseinheit in Richtung der Düsenplatte. Je höher der Gangabstand der einzelnen Elemente, desto höher die Geschwindigkeit der Materialförderung. Knetelemente (KB) bewirken durch hohe Scherkräfte höhere Energieeinträge in das Material, deren Größe von dem Winkel der Elemente abhängt.

Die in der vorliegenden Arbeit verwendete Schneckenkonfiguration wurde entsprechend der Arbeit von Windbergs (2009) gewählt (Abbildung 58). Mittels dieser Schneckenkonformation konnten Windbergs et al. (2009b) Glyceroltrilaurat in Kombination mit Polyethylenglykol 10.000 und unterschiedlichen Theophyllinkonzentrationen problemlos zu Matrixextrudaten extrudieren. Auch bei Draheim (2010) führte diese in Abbildung 58 dargestellte Schneckenkonfiguration zu den reproduzierbaren Lipidextrudaten. Obwohl zusätzlich zu den Förderelementen Knetblöcke verwendet wurden, die hohe Scherkräfte auf die Extrusionsmasse einwirken ließen, konnten geschmacksmaskierte Lipidextrudate entwickelt werden.

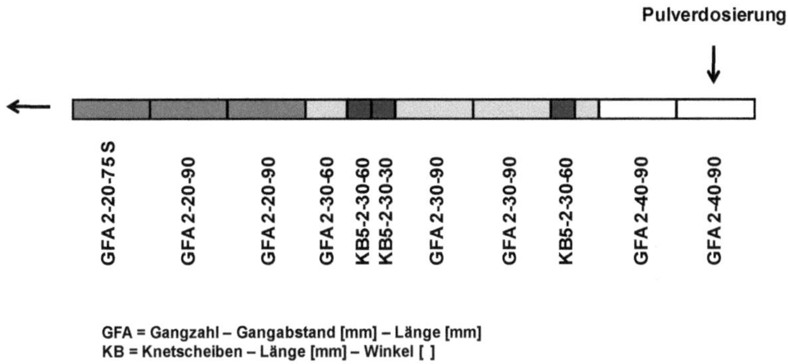

Abbildung 58. Schneckenkonfiguration aller Extrusionsversuche. (Abbildung modifiziert nach Draheim 2010)

Die Zylindertemperaturen des Extruders wurden bei allen Extrusionsversuchen mindestens 5°C unterhalb des Schmelzbereichs der am niedrigsten schmelzenden Komponente gehalten. Bekannte Stabilitätsprobleme der Lipide sollten dadurch verhindert werden (Windbergs et al. 2009a). Alle Chargen wurden durch eine Düsenplatte mit 23 zylindrischen Düsenlöchern von 1,0 mm Breite und 2,5 mm Länge extrudiert.

Die Formulierungen C (60/40/0) Pat-1 und C (60/40/0) Pat-2 wurden entsprechend der Parameter von Krause (2008) hergestellt.

Die angewendeten Extrusionstemperaturen sind in Tabelle 33 aufgelistet.

Tabelle 33. Extrusionsparameter.

Arzneistoff	Prinzip	Formulierungen	Matrixbestandteile	*Schmelz-bereich	Extrusions-temperatur
Chinin-hydrochlorid	Festfett-extrusion	C (a/b/0)	Glyceroltrilaulat	43-47°C	40°C
		C (a/b/c)	Glyceroltrilaurat + PEG	43-47°C	40°C
		C (a/0/c)	PEG	55-60°C	45°C
	patentierte Formulierungen	C (a/b/0) Pat-1	Lipidgemisch siehe Tabelle 10	42-44°C	25°C
		C (a/b/0) Pat-2			25°C
	Arzneistoff-reduktion	C (10/90/0)	Glyceroltrimyristat	55-58°C	50°C
		C (10/72/18)	Glyceroltrimyristat + PEG	55-58°C	50°C
		C (10/45/45)	Glyceroltrimyristat + PEG	55-58°C	50°C
	Doppelt-extrusion	C (70/30/0)**	Glyceroltrimyristat	55-58°C	50°C
		C (50/50/0) d	Glyceroltrimyristat	55-58°C	50°C
Ibuprofen	Festfett-extrusion	Ibu (x/y/0)	Glyceroltrilaurat	43-47°C	40°C
		Ibu (x/y/z)	Glyceroltrilaurat + PEG	43-47°C	40°C
		Ibu (x/0/z)	PEG	55-60°C	45°C

* = Schmelzbereich der Matrixkomponente mit den niedrigsten Temperaturen

** = Vorextrusion, keine Analytik durchgeführt

a = unterschiedliche Mengen Chininhydrochlorid; b = unterschiedliche Mengen Lipid; c = unterschiedliche Mengen PEG

x = unterschiedliche Mengen Ibuprofen; y = unterschiedliche Mengen Lipid; z = unterschiedliche Mengen PEG

6.2.6. Mahlen / Ausrunden

Die Weiterverarbeitung der Lipidextrudate in eine für den Anwender applizierbare Arzneiform erfolgte durch Mahlen und durch Ausrunden.

Witzleb et al. (2011a) konnten geschmacksmaskierte Lipidextrudate entwickeln, die im Anschluss an den Extrusionsprozess zu Bruchstücken gemahlen wurden. Obwohl es sich dabei um Extrudate mit frei vorliegenden gebrochenen Oberflächen handelte und vermutlich Arzneistoffkristalle an der Oberfläche vorlagen, war der bittere Geschmack des verwendeten Arzneistoffs maskiert. Auch in der vorliegenden Arbeit wurden die Matrixextrudate nach Lagerung von mindestens 24 Stunden bei 21°C und 45 % r.F. in einer Ultra-Zentrifugalmühle (ZM 200, Retsch GmbH, Haan, Deutschland) zu kleinen Bruchstücken gemahlen. Die langsamste mögliche Umdrehungsgeschwindigkeit von

6000 U/min und eine Siebeinlage mit der größtmöglichen Conidurlochung von 2,0 mm sollten zu möglichst großen Extrudatbruchstücken führen.

Anschließend wurden die Bruchstücke in einem Rüttelsieb (Vibrio AS 200 Control, Retsch GmbH) bei einer Amplitude von 1,5 mm jeweils 3 Minuten gesiebt. Durch die Abtrennung von Grob- und Feinanteil wurde die Größenfraktion von 800 bis 2000 µm erhalten. Alle folgenden Freisetzungsuntersuchungen oder Geschmacksanalysen wurden mit Extrudatstücken durchgeführt, die nach diesem Verfahren hergestellt wurden.

Durch die Ausrundung der Extrudate und die mögliche Bildung eines Lipidfilms an der Oberfläche sollte die eventuelle Geschmacksmaskierung unterstützt werden (Krause und Breitkreutz 2010). Generell sind Lipide bei Raumtemperatur spröde Substanzen, die bei ansteigenden Temperaturen abhängig von ihrem Schmelzbereich plastisch verformbar werden ohne zu verkleben. Abhängig von der Rezeptur und den gewählten Prozessparametern lassen sich Lipidextrudate zu Pellets mit einem Seitenverhältis kleiner 1,2 ausrunden (Reitz und Kleinebudde 2009).

Jeweils 300 g Extrudat exemplarischer Chargen wurden nach Lagerung von mindestens 24 Stunden bei 21°C / 45 % r.F. in einem Rundungsgerät (RM 300, Schlüter, Neustadt/Rübenberge, Deutschland) überführt. Eine mit Pyramidenstümpfen besetzte Friktionsscheibe (Schmidt und Kleinebudde 1998) wurde mit einer Umdrehungsgeschwindigkeit von 1500 U/min betrieben und führte in Kombination mit dem temperierten Mantel des Sphäronisers zur Ausrundung der Extrudate. Der Spalt zwischen Mantel und Friktionsscheibe wurde mittels Druckluft annähernd partikelfrei gehalten, um ein Blockieren der Scheibe während des Rundungsprozesses zu vermeiden. Abhängig von den jeweiligen Eigenschaften der Lipidextrudate wurden die Prozessparameter angepasst (Tabelle 34).

Tabelle 34. Ausrundung der Lipidextrudate mittels des Sphäronisers.

Formulierung	Manteltemperatur [°C]	Zeit [min]	Abbildung
C (60/40/0)	39	15	23
C (60/40/0) Pat-1	33	14	26
C (60/40/0) Pat-2	33	9	-
C (10/45/45)	35	15	-
C (10/72/18)	35	15	-
Ibu (50/50/0)	38	22	-

Die Manteltemperaturen wurden in Anlehnung an die Prozessparameter zur Ausrundung von Lipidextrudaten nach Reitz und Kleinebudde (2009) und Krause (2008) gewählt. Die gewählten Prozessbedingungen führten zu ausgerundeten Extrudaten mit qualitativ unterschiedlichen Endprodukten des Ausrundungsprozesses. Abbildung 21 zeigt eine REM-Aufnahme des ausgerundeten Extrudats der Charge C (60/40/0) mit einem unregelmäßigen Partikel, das sich nur unwesentlich von der Form eines Bruchstücks unterscheidet. Im Gegensatz dazu konnten aus Lipidextrudaten der Rezeptur C (60/40/0) Pat-1 nahezu sphärische Pellets hergestellt werden (vgl. Abbildung 24). Ziel dieser Arbeit war jedoch nicht die Optimierung der Ausrundung von Lipidextrudaten, sondern die Geschmackmaskierung bitterer Arzneistoffe. Daher wurden die Prozessparameter und Rezepturen nicht weiter optimiert. Analog der gemahlenen Extrudate wurden alle folgenden Untersuchungen des Freisetzungsverhaltens oder des Geschmacks mit der entstaubten Größenfraktion von 800 bis 2000 µm durchgeführt.

Da bereits geringe Mengen der Arzneistoffe zu einem stark bitteren Geschmack führten, wurden die Fraktionen der Chargen C gem (60/40/0) und C sph (60/40/0) im Anschluss an die Siebung mittels eines Luftstrahlsiebs (Alpine 200 LS-N, Hosokawa Alpine AG, Augsburg, Deutschland) entstaubt. Aufgelagerte oder anhaftende Arzneistoffpartikel an der Oberfläche der Bruchstücke sollten somit entfernt werden. Die gesiebten Bruchstücke wurden für eine Minute bei einem Luftdruck von 600 Pascal über einem Sieb mit der Maschenweite 125 µm entstaubt.

6.3. Analytische Methoden

6.3.1. Siebanalyse

Die Untersuchung der Partikelgrößenverteilung des Chininhydrochlorids (vgl. Abschnitt 3.1.2) wurde mit einer Kombination aus Rüttelsiebung und Luftstrahlsiebung durchgeführt. Mittels eines Probenteilers (Retschmühle PT, Retsch Technology GmbH, Haan, Deutschland) wurden drei repräsentative Stichproben von jeweils 60 g Chininhydrochlorid abgeteilt. Diese wurden anschließend auf eine Rüttelmaschine (Vibrio AS 200 Control, Retsch GmbH) mit Sieben der nominalen Maschenweiten 180, 400, 630, 710, 900, 1000, 2000 und 3150 µm (Retsch technology GmbH Haan, Deutschland) überführt und bei einer Amplitude von 1,5 über 3 Minuten gesiebt. Die Rückstandsmengen der einzelnen Siebe wurden mit einer Analysenwaage (Mj-3000, YMC Europe GmbH, Dinslaken, Deutschland) bestimmt. Pulverpartikel kleiner 180 µm konnten durch die Rüttelsiebung nicht erfasst werden und wurden daher mittels eines Luftstrahlsiebs (Alpine 200 LS-N, Hosokawa Alpine AG, Augsburg, Deutschland) genauer analysiert. Auf jedem Sieb der nominalen Maschenweiten 32, 63, 90 und 125 µm (Hosokawa Alpine AG, Augsburg, Deutschland) wurden die Proben eine Minute bei einem Unterdruck von 1700 Pascal gesiebt. Analog der Rüttelsiebung wurden die Rückstandsmengen mittels der Analysenwaage (Mj-3000, YMC Europe GmbH, Dinslaken, Deutschland) bestimmt. In Abbildung 3 ist der Mittelwert der Durchgangssummen von drei Messungen mit den Standardabweichungen des Chininhydrochloridpulvers dargestellt.

6.3.2. Laserdiffraktometrie

Für die Bestimmung der Partikelgrößenverteilung wurde ein Laserdiffraktometer (Helos/KF-Magic, Sympatec GmbH, Clausthal-Zellerfeld, Deutschland) verwendet. Die jeweiligen Pulver oder Granulate wurden mittels einer Vibri Vibrationsdosiereinheit (Sympatec GmbH, Clausthal-Zellerfeld, Deutschland) über eine Trockendispergiereinheit (Rodos, Sympatec GmbH, Clausthal-Zellerfeld, Deutschland) dem Diffraktometer zugeführt. Alle Messungen erfolgten mittels einer Linse mit 800 mm Brennweite und wurden mit zweifacher Wiederholung durchgeführt. Der Dispergierdruck wurde entsprechend der Eigenschaften der Proben eingestellt und sollte eine Desagglomeration der Partikel ohne Mahleffekte ermöglichen. Der Reinstoff Chininhydrochlorid wurde aufgrund seiner Neigung Agglomerate zu bilden bei 2,5 bar vermessen. Ibuprofen, Ibuprofentrockengranulat wurden mittels eines Dispergierdrucks von 1,0 bar und Enzianextrakt bei 2,0 bar untersucht.

6.3.3. Ringscherzelle

Die Fließfähigkeit der Arzneistoffe und Tablettierformulierungen der Abschnitte 3.1.3. und 3.2.3. wurden mittels der Ringscherzelle (RST-01.pc, Schulze Schüttguttechnik, Wolfenbüttel, Deutschland) analysiert. Die Messbedingungen orientierten sich an den Empfehlungen des Herstellers. Zum Anscheren wurde die Probe mit einer Normalspannung von 5000 Pa belastet und anschließend mit 1000, 2000, 3000 und 4000 Pa abgeschert. Eine Wiederholung der ersten Messung (1000 Pa) diente zum Vergleich und sollte nachweisen, dass die Probe ihre Eigenschaften während der Messung nicht verändert hat. Aus den resultierenden Daten wurde mittels der Software (RST Control 95, Schulze Schüttguttechnik, Wolfenbüttel, Deutschland) die Fließgrenze und daraus wiederum die Verfestigungsspannung und die Schüttgutfestigkeit berechnet. Das Verhältnis der beiden Werte ergibt den ff_c-Wert.

6.3.4. Rasterelektronenmikroskopie

Die überzogenen Minitabletten wurden zur Probenvorbereitung mittels eines Skalpells halbiert. Alle anderen Ausgangssubstanzen oder Arzneiformen wurden als komplette Einheiten verwendet. Vor der Untersuchung der Proben mittels des

Rasterelektronenmikroskops (Leo 1430 VP, Leo Electron Microscopy, Cambridge, Großbritannien) wurden die Proben 180 Sekunden mit Gold besputtert (Agar Manual Sputter Coater B7340, Agar Scientific, Stansted, Großbritannien).

6.3.5. Bildanalyse

Minitabletten mit Chininhydrochlorid, Ibuprofen und Enzianextrakt wurden jeweils mit einheitlicher Masse produziert. Da zusätzlich der Durchmesser der Minitabletten durch die Matrizen vorgegeben war, variierte die Höhe der resultierenden Tabletten. Für die anschließende Berechnung der Druckfestigkeit (vgl. Abschnitt 3.1.3.2. und 6.3.6.) wurde die Höhe der Minitabletten mittels eines mikroskopischen Bildanalysesystems bestimmt, da sich das Vermessen der bikonvexen 1 und 2 mm Minitabletten mit einer Schiebelehre als zu ungenau herausstellte. Das System bestand aus einem Stereomikroskop (Leica MZ 75, Cambridge, Großbritannien), einer Digitalkamera (Leica CS 300 F, Cambridge, Großbritannien) und einer Kaltlichtquelle (Leica KL 1500, Cambridge, Großbritannien). Die Minitabletten wurden auf einer Wellblechpape in drei Reihen zu fünf Tabletten angeordnet und der orthogonale Ferret-Durchmesser wurde mittels der Bildanalysesoftware (Qwin, Leica, Cambridge, Großbritannien) bestimmt. Die lichtmikroskopischen Aufnahmen der halbierten, überzogenen Chininhydrochloridminitabletten erfolgten ebenso wie die Höhenmessungen mittels des bereits beschriebenen Bildanalysesystems.

6.3.6. Druckfestigkeit

Aufgrund der geringen Größe und der vergleichsweise geringen mechanischen Stabilität von Minitabletten wurde die Bruchkraft in Anlehnung an Methoden zur Detektion der Bruchkraft von Pellets bestimmt (Kleinebudde 1997, Salako et al. 1998). Die Untersuchungen der mechanischen Stabilität der Minitabletten erfolgten frühestens nach 3 Tagen Lagerung bei 21°C und 45 % r.F. Mittels eines Zug-Druckprüfgeräts (TA-XT2i, Stable Micro Systems, Godalming, Großbritannien) das über eine Empfindlichkeit von 0,05 N verfügt, wurde die Bruchkraft von 30 Minitabletten jeder Charge bestimmt. Zur Detektion der diametral benötigten Kraft bis zum Bruch der Tablette und um die Auflagefläche des Kraftgebers zu erhöhen, wurden alle Minitabletten auf den zentralen Zylinder gelegt. Die Untersuchungen wurden bei einer Vorschubgeschwindigkeit von 0,1 mm/s durchgeführt. Der Vergleich der mechanischen Eigenschaften von Tabletten unterschiedlicher Größe ist nur möglich, wenn die unterschiedlichen Dimensionen der Tabletten beachtet werden. Wie in Abschnitt 3.1.3.1. beschrieben, wurde aus der Bruchkraft die Druckfestigkeit berechnet (Fell und Newton 1971). Die Bestimmung der Höhe der Minitabletten erfolgte mittels der Bildanalyse und ist in Abschnitt 6.3.5. beschrieben. Die Druckfestigkeit der Minitabletten ist als Median mit den jeweiligen 10 und 90 % Quantilen von 30 Einzelmessungen in den entsprechenden Abschnitten (3.1.3, 3.2.3, 3.3.3) dargestellt.

6.3.7. Zerfall

Die Zerfallszeit der Minitabletten (vgl. Abschnitt 3.1.3 und 3.2.3) wurde mittels eines Zerfalltesters (DT2, Sotax, Basel, Schweiz) entsprechend der Monographie 2.9.1 des Europäischen Arzneibuchs (Ph.Eur. 2010) bestimmt. Die sich bewegenden Probenhalter sind nach Arzneibuch am unteren Ende mit Sieben verschlossen. Angelehnt an die Untersuchung der Zerfallszeiten von Pellets wurde die Zerfallsapparatur nach Kleinbudde (1997) modifiziert, da die konventionellen Siebe zu große Maschenweiten für die Charakterisierung der 2 mm Minitabletten aufwiesen. Sechs Proben bestehend aus jeweils 10 Minitabletten wurden in spezielle Probenhalter mit 350 µm Sieben an Ober- und Unterseite im Zerfallstester untersucht. 30 Hübe pro Minute wurden in demineralisiertem Wasser bei 37°C durchgeführt.

6.3.8. Bildgebende Nahinfrarot-Spektroskopie

Die Arzneistoffverteilung von halbierten 2 mm Chininhydrochloridminitabletten unterschiedlicher Rezeptur wurde mittels eines bildgebenden Nahinfrarot-*Chemical Imaging* Systems (NIR-CI 2450, Malvern Instruments, Worcestershire, Großbritannien) detektiert. Dieses bestand aus vier Nahinfrarot Lichtquellen und war jeweils mit einem Polarisator versehen. Das Messverfahren wurde mittels der zum System gehörenden Software (SapphireGo Software, Malvern Instruments) gesteuert, und die Daten wurden bei einer Vergrößerung von 8,9 µm/Pixel generiert. Grundlage der in Abbildung 8 dargestellten Arzneistoffverteilungen waren NIR-Spektren für jedes einzelne Pixel, die in 10 nm Schritten von 1200 bis 2400 nm aufgenommen wurden. Mittels der Auswertesoftware (ISys5.0, Malvern Instruments) erfolgte durch multivariate Datenanalyse der Ergebnisse die Zuordnung der Pixel zu den einzelnen Komponenten bezogen auf die Referenzspektren (Abbildung 7).

6.3.9. Gleichförmigkeit einzeldosierter Arzneiformen

Die Bestimmung der Gleichförmigkeit einzeldosierter Arzneiformen (vgl. Abschnitt 3.1.3.2 und 3.1.3.3) erfolgte nach der Monographie 2.9.40. des Europäischen Arzneibuchs (Ph.Eur. 2010) mittels eines UV-Spektrometers (Spekol 1200, Jena Analytik, Jena Deutschland). Entsprechend der Vorschrift wurden 10 Chininhydrochloridminitabletten einzeln in Acetatpuffer gelöst, die nicht löslichen Tablettierhilfsstoffe abfiltriert und die Absorption des resultierenden Mediums bei 330 nm vermessen. Anschließend wurden die AV-Werte berechnet.

6.3.10. Raman-Mikroskopie

Die ramanmikroskopischen Aufnahmen der halbierten, überzogenen Chininhydrochloridminitabletten wurden mittels eines konfokalen Ramanmikroskops (XploRA, Horiba Scientific, Bensheim, Deutschland) durchgeführt. Die Anregungswellenlänge des Lasers lag bei 532 nm und es wurde ein Gitter von 1200 gr/mm benutzt. Mittels des Mikroskops (BX 41, Olympus) wurden Ausschnitte des Übergangs von Tablettenkern zu Filmüberzug in 50-facher Vergrößerung aufgenommen. Die Auswertung erfolgte über multivariate Datenanalyse bezogen auf die Referenzsprektren, mittels der die jeweiligen Pixel den einzelnen Komponenten zugeordnet wurden.

6.3.11. Freisetzung

2 mm Minitabletten und ausgerundete sowie gemahlene Extrudate mit Chininhydrochlorid und Ibuprofen wurden in einer Freisetzungsapparatur (Sotax AT7 smart, Sotax, Lörrach, Deutschland) analysiert. Ziel der Untersuchungen war neben der Detektion des Freisetzungsverhaltens Hinweise auf eine mögliche Geschmacksmaskierung durch verzögerte Freisetzungen zu erhalten. Um die Vergleichbarkeit der Daten zwischen den verschiedenen Arzneiformen und Arzneistoffen zu gewährleisten und Aussagen über die Effektivität der gewählten Geschmacksmaskierungsmethode treffen zu können, wurden die Freisetzungsbedingungen möglichst ähnlich gehalten.

Im Hinblick auf die Geschmacksanalysen der Arzneiformen sollte das Freisetzungsmedium die Bedingungen des Mundraums widerspiegeln. Als Grundlage wurde die Monographie 2.9.25 *Freisetzungsuntersuchungen medizinischer Kaugummis* des Europäischen Arzneibuchs (Ph.Eur. 2010) verwendet. Die Untersuchungen der Kaugummis erfolgen in einem Phosphatpuffer mit einem pH von 6,0. In Anlehnung an diese Monographie wurde als Freisetzungsmedium Phosphatpuffer pH 6,0 nach dem amerikanischen Arzneibuch (USP 2008) für alle in dieser Arbeit analysierten Arzneiformen gewählt. Chininhydrochlorid führte vermutlich aufgrund seiner geringen Löslichkeit in Phosphatpuffer zu nicht erklärbaren Schwankungen im Freisetzungsprofil der Arzneiformen. Daher wurden alle Untersuchungen in Acetatpuffer pH 5,5 wiederholt. Durch die Abwesenheit von Phosphationen traten die Schwankungen nicht mehr auf.

Das Aufschwimmen der Lipidextrudate wurde durch die Anwendung einer Drehkörbchenapparatur entsprechend der Monographie 2.9.3. Apparatur 1 (Ph.Eur. 2010) verhindert. 900 ml Puffermedium wurden mit 100 U/min (USP 2008) bei 37 ± 0,5°C gerührt. Das Untersuchungsmedium wurde vor Beginn der Freisetzungen mittels eines Ultraschallbads (Sonorex, Bandelin electronic, Berlin, Deutschland) für mindestens 60 Minuten bei 40°C entgast. Die Detektion des Chininhydrochlorids erfolgte alle 2,5 Minuten nach automatischem Probenzug des Mediums durch einen Glasfaserfilter

(Mikrofilter GF/A, Whatman plc., Brentford, Großbritannien). Mittels eines UV/Vis-Spektrometers (Lambda 40, Perkin Elmer, Rodgau-Juedesheim, Deutschland) wurden die Arzneistoffabsorptionen des Chininhydrochlorids bei 302 nm und des Ibuprofens bei 221 nm gemessen. Damit die Freisetzungsprofile der Minitabletten und der Lipidextrudate verglichen werden konnten, wurden alle Arzneiformen nach dieser Methode freigesetzt. Die Einwaage der Arzneiformen richtete sich nach der Art und Menge des enthaltenen Arzneistoffs und wurde so gewählt, dass nach vollständiger Freisetzung eine Absorption von 0,7 bis 1 resultierte. Alle Freisetzungen wurden zweimal wiederholt und die Ergebnisse sind in den entsprechenden Abschnitten in Form der freigesetzten Menge [%] vom Arzneistoffgehalt als Mittelwerte mit Standardabweichungen dargestellt.

6.3.12. Faseroptische UV/Vis-Sonde

Die Freisetzungsprofile der Minitabletten, der gemahlenen und ausgerundeten Extrudate innerhalb der ersten 300 Sekunden wurden mittels eines faseroptischen Sensorsystems (Ocean Optics, Ostfildern, Deutschland) und einer UV/Vis-Sonde detektiert. Das System setze sich aus einer Deuterium-Wolfram Halogen Lichtquelle (DH-2000-BAL, Ocean Optics), einer faseroptischen Tauchsonde (T300-RT, Ocean Optics) und einem Signalwandler (USB-4000-UV-VIS, Ocean Optics) zusammen. Die Daten wurde mittels einer dazugehörigen Software (Ocean Optics Spectra Suite Software, Ocean Optics) visualisiert.

Die Freisetzungsuntersuchungen wurden in einer Blattrührerapparatur (Erweka DT, Erweka GmbH, Heusenstamm, Deutschland) entsprechend der Apparatur 2 der Monographie 2.9.3. des Europäischen Arzneibuchs (Ph.Eur. 2010) durchgeführt. Die Anwendung einer Drehkörbchenapparatur erwies sich als ungeeignet, da die geringere Durchmischung des Mediums zu einer verzögerten Freisetzung führte. Dies hätte zur Folge, dass keine Aussage über eine tatsächliche Geschmacksmaskierung mehr möglich gewesen war. Analog den unter 6.3.11. beschriebenen Freisetzungsbedingungen wurde 900 ml Acetatpuffer (pH 5,5) zur Untersuchung der Chininhydrochloridarzneiformen oder Phosphatpuffer (pH 6,0) für Ibuprofenarzneiformen verwendet. Die Medien wurden wie in Abschnitt 6.3.11 beschrieben entgast und die Umdrehungsgeschwindigkeit von 100 U/min bei 37 ± 0,5°C wurde beibehalten. Alle 2 Sekunden wurde ein Spektrum von 200 bis 400 nm aufgenommen und für die Berechnung der Chininhydrochloridkonzentration bei 330 nm und zur Berechnung der freigesetzten Ibuprofenmenge bei 221 nm ausgewertet. Alle Chargen wurden zweimal untersucht und die freigesetzten Arzneistoffmengen sind in den betreffenden Abschnitten für eine erleichterte Übersicht als Mittelwerte mit Standardabweichungen bezogen auf den jeweiligen Arzneistoffgehalt dargestellt.

6.4. Analytische Methoden zur Geschmacksmaskierung

6.4.1. Probenvorbereitung

Die Geschmacksintensität fester Arzneiformen ist zeitabhängig. Je länger die jeweilige Arzneiform im Mundraum verbleibt, desto höher sind die resultierenden Konzentrationen der geschmackbestimmenden Substanzen. Da die Geschmacksanalyse mittels der elektronischen Zunge Messungen einen Zeitraum von mindestens 13 Stunden erfordert, wäre ohne besondere Probenvorbereitung kein sinnvoller Rückschluss auf den Geschmack innerhalb der ersten fünf Minuten möglich gewesen. Zusätzlich zu den zeitabhängigen Geschmacksveränderungen von festen Arzneiformen, konnten mittels der elektronischen Zunge lediglich möglichst partikelfreie Probelösungen vermessen werden. Nach Angaben des Herstellers könnten die Lipidsensoren durch anhaftende Partikel beschädigt werden. In Abbildung 59 ist die eigens für die Geschmacksanalyse fester Arzneiformen entwickelte Probenvorbereitung dargestellt. Eine besondere Herausforderung stellte die Filtration von mindestens 100 ml Flüssigkeit in kürzester Zeit dar.

Aufgrund der zeitabhängigen Intensitätsänderung des Geschmacks wurden modifizierte Freisetzungsversuche durchgeführt, die einen Probenzug nach definierten Zeitintervallen erlaubten. Als Freisetzungsmedien wurden pro Ansatz, das heißt pro Zeitintervall, 150 ml der entsprechenden Puffermedien genutzt. Die zu prüfende Arzneiform wurde in das Medium gegeben und mittels eines Magnetrührers gerührt. Durch Anpassen der Rührgeschwindigkeit wurde darauf geachtet, dass die multipartikulären Arzneiformen vom Freisetzungsmedium benetzt waren, jedoch nicht durch den Magnetfisch zerdrückt wurden. Überzogene Chininhydrochloridminitabletten sowie Lipidextrudate mit Chininhydrochlorid und Ibuprofen wurden nach 15, 30, 45, 60, 90, 120, 180, 240 und 300 Sekunden aus dem Freisetzungsmedium entfernt. Überzogene Ibuprofenminitabletten wurden aufgrund des dicken Filmüberzugs und der langen verzögerten Freisetzung erst nach 1, 3, 4, 5, 6, 7, 8, 9 und 11 Minuten aus dem Freisetzungsmedium entfernt. Jede Geschmacksanalyse bestand demnach aus zehn Proben. Als Vergleich wurde das reine Puffermedium vermessen und die Probelösungen aus den neun Freisetzungen. Bevor der Geschmack der Arzneiformen analysiert wurde, musste überprüft werden, ob die Arzneistoffkonzentration nach der am längsten dauernden Freisetzung hoch genug für eine Detektion war. Die benötigte Einwaage der Arzneiformen pro 150 ml Puffermedium wurde daher durch Vorversuche mit der elektronischen Zunge oder über die Gehaltsbestimmung mittels der UV-Spektroskopie bestimmt.

Nach Beendigung der Freisetzung, wurde das Medium mittels einer Vakuumpumpe filtriert. Die konventionelle Filtration mittels eines Trichters und eines Papierfilters konnte nicht durchgeführt werden, da der Filtrationsschritt zu viel Zeit in Anspruch nahm. Als schnellste Methode, das Freisetzungsmedium insbesondere von Pulver- und Granulatpartikeln der zerfallenen Minitabletten zu reinigen, erwies sich die Filtration mit Hilfe der Vakuumpumpe.

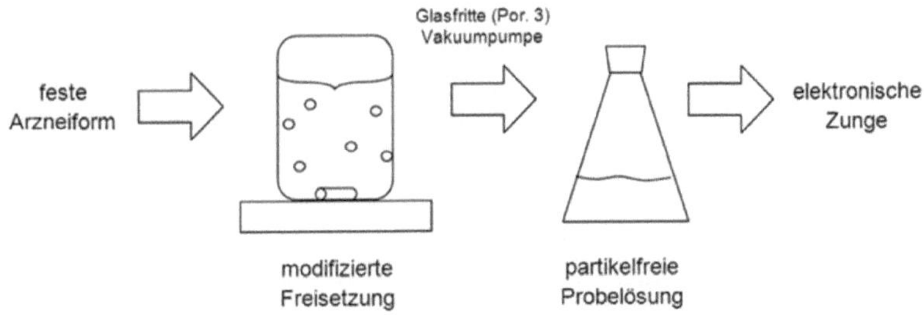

Abbildung 59. Probenvorbereitung fester Arzneiformen zur Geschmacksanalyse.

Mit 80 ml der entstandenen partikelfreien Probelösung wurden anschließend die Geschmacksanalysen durchgeführt.

Ergänzend zur Geschmacksanalyse der freigesetzten Chininhydrochloridarzneiformen wurden die Arzneistoffkonzentrationen derselben Lösungen mittels eines UV-Spektrometers bei 330 nm bestimmt (Spekol 1200, Jena Analytik, Jena, Deutschland).

6.4.2. Elektronische Zunge

Die elektronische Zunge (TS 5000-Z, Insent Inc., Atsugi-chi, Japan) ist ein analytisches Sensorsystem, das mittels Lipidsensoren zur Charakterisierung und Beurteilung von Geschmacksinformationen eingesetzt wird. Die Sensoren werden an einem beweglichen Roboterarm fixiert, der die Proben nach einem einstellbaren Messablauf anfährt. Durch das Aufteilen der unterschiedlich geladenen Sensoren auf zwei Sensorköpfe soll eine gegenseitige Beeinflussung der Lipidmembranen verhindert werden. Von jeder Geschmacksprobe müssen daher zwei Varianten mit je 40 ml Lösung vorhanden sein, die mittels der zwei Sensorköpfe parallel vermessen werden. Bis zu zehn unterschiedliche Probelösungen können in einen Probenteller gesetzt werden und durch die elektronische Zunge untersucht werden. Die generierten Daten können anschließend univariat und multivariat ausgewertet werden.

Das grundlegende Messprinzip der elektronischen Zunge basiert auf potentiometrischen Messungen von Lipidsensoren der Probelösungen mit Bezug auf Ag/AgCl-Referenzelektroden (vgl. Abschnitt 3.1.3.4). Die Weiterentwicklung und der genaue Aufbau der elektronischen Zunge und einiger Lipidsensoren wurden von Kobayashi et al. (2010) genauer beschrieben. Das System soll durch Verwendung von Sensoren unterschiedlicher Zusammensetzung die Interaktion von Substanzen an Geschmacksknospen des Menschen imitieren. In Abschnitt 3.1.3.4 wurde bereits beschrieben, dass die Sensoren bestimmten Geschmacksrichtungen zugeordnet sind. Grundsätzlich gilt jedoch, dass die Sensoren nicht spezifisch sind und lediglich unterschiedliche Affinitäten zu bestimmten Substanzen aufweisen. Es können keine absoluten Aussagen über die Art des Geschmacks getroffen werden, sondern lediglich Veränderungen oder Vergleiche mit Substanzen gezogen werden. Es besteht ein logarithmischer Zusammenhang zwischen den Sensorantworten und den Aktivitäten der vermessenen Substanzen. In Tabelle 35 sind die möglichen Lipidsensoren und deren zugeordnete Geschmacksrichtungen aufgelistet.

Tabelle 35. Lipidsensoren der elektronischen Zunge (TS 5000-Z, Insent Inc., Atsugi-chi, Japan). (modifiziert nach Woertz et al. 2010c)

Sensoren	Bezeichnung	Geschmacksrichtung	Nachgeschmack	Anwendung in dieser Arbeit
SB2CA0	sauer	sauer	-	x
SB2CT0	salzig	salzig	-	x
SB2AAE	umami	umami	x	x
SB2AE1	adstringierend	adstringierend	x	x
SB2AC0	anion. bitter 1	Bitterkeit kationischer Substanzen	x	x
SB2AN0	anion. bitter 2	Bitterkeit kationischer Substanzen	x	x
SB2C00	kation. Bitter	Bitterkeit anionischer Substanzen	x	x
SB2GLt1	süß	süß	x	-
Referenzelektroden	-	-	-	x

Einige Sensoren können neben der Geschmacksrichtung auch einen Nachgeschmack detektieren, der in den Beschreibungen des Messzyklus genauer erläutert wird.

Vor Beginn jeder Messung wird mittels eines *sensor-checks* überprüft, ob sich die Sensorantworten nach Vermessen einer Standardlösung innerhalb definierter Grenzen bewegen. Die Standardlösung fungiert sowohl als Referenzlösung sowie als Waschlösung und wird aus 30 mM Kaliumchlorid und 0,3 mM Weinsäure in destilliertem Wasser hergestellt. Der komplette Messdurchlauf, bestehend aus unterschiedlichen Wasch- und Messschritten wird viermal durchgeführt. Jeder Messdurchlauf beginnt mit der Vermessung der Standardlösung (30 Sekunden). Anschließend werden zwei korrespondierende Probelösungen vermessen (30 Sekunden) und die Potenzialdifferenz aus Standard- und Probelösung ergibt die resultierende Sensorantwort. Nach einem kurzen Waschschritt von zweimal 3 Sekunden wird der Nachgeschmack in der Standardlösung gemessen (30 Sekunden). Dieser ergibt sich als Potentialdifferenz im Vergleich zu den Werten der Standardlösung vor Beginn der Probemessung. An die Lipidmembranen adsorbierte Substanzen, die während des kurzen Waschschritts nicht vollständig entfernt werden resultieren in dieser Potentialänderung. Abschließend werden die Sensoren 330 Sekunden in Waschlösungen gewaschen. Zusätzlich zu der Standardlösung dienen zwei verschiedenen ethanolischen Flüssigkeiten als Waschlösungen für die Sensorköpfe mit entweder positiv geladenen oder negativ geladenen Sensoren. Die Waschlösung für die negativen Sensoren besteht aus

0,1 molarer Salzsäure in 30 prozentiger ethanolischer Lösung und die Lösung für die positiv geladenen Sensoren aus 100 mM Kaliumchlorid und 10 mM Kaliumhydroxid in 30 prozentiger Lösung.

Im Anschluss an die Messungen wurden die resultierenden Sensorsignale (mV) durch Bezug auf die Kalibrierungen der Einzelsubstanzen ausgewertet. Dabei wurden lediglich die letzten drei Messdurchläufe verwendet.

6.4.3. Auswertung der Geschmacksanalysen

Die Datenverarbeitung, statistische Auswertung und graphische Darstellung im Anschluss an die Geschmacksanalysen erfolgte mittels Excel 2007 (Microsoft, Redmond, USA) und SIMCA-P + v11.5 (Umetrics AB, Umeå, Schweden).

Für einen generellen Überblick über die Ergebnisse und vor jeder Weiterbehandlung der Daten der Geschmacksanalysen erfolgte im Anschluss an jede Messung eine Auswertung der Sensorantworten. Da die Sensoren zum Teil aus Lipidmembranen bestehen, wurden die Daten des ersten Messdurchlaufs ausgeschlossen und für die weitere Auswertung lediglich die Sensorantworten der drei letzten Messdurchläufe verwendet. Durch diese vom Hersteller empfohlene Methode sollten die Einflüsse von Verschiebungen der Daten verringert werden, die andernfalls die Ergebnisse verfälschen konnten. Aus den letzten drei Messdurchläufen wurden der Mittelwert und die Standardabweichungen gebildet und für die folgenden Auswertungen genutzt. Die univariate Betrachtung aller Kalibrierungen der Einzelstoffe stellte die Basis für die Auswahl der Sensoren zur multivariaten Auswertung dar.

Wenn nicht anders erwähnt, wurden die Sensorantworten der Geschmacksanalysen multivariat ausgewertet. Die Vorteile der multivariaten Datenauswertung wurden in Abschnitt 3.1.3.4 dargestellt. Im Falle der Chininhydrochloridlipidextrudate sowie der überzogenen Chininhydrochloridminitabletten war der Arzneistoff die geschmacksbestimmende Substanz in den Arzneiformen. Durch Auswertung der Sensorantworten mit Bezug auf ein multivariates Kalibriermodell des Arzneistoffs, wurden die freigesetzten Chininhydrochloridkonzentrationen bestimmt (vgl. Abschnitt 3.1.5).

Die Ergebnisse der Geschmacksanalysen der überzogenen Ibuprofenminitabletten und der Ibuprofenlipidextrudate wurden nach multivariater Datenanalyse durch Hauptkomponentenanalysen dargestellt (vgl. Abschnitte 3.2.5). Die Daten wurden mit Bezug auf Arzneistofflösungen oder Polymerlösungen dargestellt.

7. Literaturverzeichnis

Ahmad M. N. Development of multichannel artificial lipid-polymer membrane sensor for phytomedicine application. *Sensors* 6 (10) (2006) 1333-1344.

Amigo J. M., Ravn C. Direct quantification and distribution assessment of major and minor components in pharmaceutical tablets by NIR-chemical imaging. *European Journal of Pharmaceutical Sciences* 37 (2009) 76-82.

Anand V., Kataria M., Kukkar V., Saharan V., Choudhury P. K. The latest trends in the taste assessment of pharmaceuticals. *Drug Discovery Today* 12 (2007) 257-265.

Aoki S., Danjo K. Effect of tabletting conditions on the sticking of tablet using ibuprofen. *Yagugaku Zasshi* 118 (11) (1998) 511-518.

Ayenew Z., Puri V., Kumar L., Bansal A. K. Trends in pharmaceutical taste masking technologies: A patent review. *Recent Patents on Drug Delivery & Formulation* 3 (2009) 26-39.

Bechgaard H., Nielsen G. H. Controlled-release multiple-units and single-unit doses - literature-review. *Drug Development and Industrial Pharmacy* 4 (1978) 53-67.

Bredenberg S., Nyholm D., Aquilonius S. M., Nystrom C. An automatic dose dispenser for microtablets - a new concept for individual dosage of drugs in tablet form. *International Journal of Pharmaceutics* 261 (2003) 137-146.

Breitkreutz J., Boos J. Paediatric and geriatric drug delivery. *Expert Opinion on Drug Delivery* 4 (2007) 37-45.

Caraballo I., Fernández-Arévalo M., Holgado M. A., Rabasco A. M. Percolation theory: application to the study of the release behaviour from inert matrix systems. *International Journal of Pharmaceutics* 96 (1993) 175-181.

Chen J.-C., Bunick F. J. Immediate release film coating. (2006) WO2006/049683 A1.

Ciosek P., Wroblewski W. Sensor arrays for liquid sensing - electronic tongue systems. *Analyst* 132 (2007) 963-978.

Conroy S., Choonara I., Impicciatore P., Mohn A., Arnell H., Rane A., Knoeppel C., Seyberth H., Pandolfini C., Raffaelli M. P., Rocchi F., Bonati M., Jong G. T., de Hoog M., van den Anker J. Survey of unlicensed and off label drug use in paediatric wards in European countries. *British Medical Journal* 320 (2000) 79-82.

Cram A., Breitkreutz J., Desset-Brèthes S., Nunn T., Tuleu C. Challenges of developing palatable oral paediatric formulations. *International Journal of Pharmaceutics* 365 (2009) 1-3.

Davies E. H., Tuleu C. Medicines for children: A matter of taste. *The Journal of Pediatrics* 153 (2008) 599-604.

De Brabander C., Vervaet C., Fiermans L., Remon J. P. Matrix mini-tablets based on starch/microcrystalline wax mixtures. *International Journal of Pharmaceutics* 199 (2000) 195-203.

Di Martino P., Beccerica M., Joiris E., Palmieri G. F., Gayot A., Martelli S. Influence of crystal habit on the compression and densification mechanism of ibuprofen. *Journal of Crystal Growth* 243 (2002) 345-355.

Díaz L. M. Evaluation of Eudragit E as major excipient in tablets of dry plant extracts. *S.T.P. pharma sciences* 6 (1996) 105-109.

Djuric D., Kleinebudde P. Impact of screw elements on continuos granulation with a twin-screw extruder. *Journal of Pharmaceutical Sciences* 97 (2008) 4934-4942.

Dou Y., Qu N., Wang B., Chi Y. Z., Ren Y. L. Simultaneous determination of two active components in compound aspirin tablets using principal component artificial neural networks (PC-ANNs) on NIR spectroscopy. *European Journal of Pharmaceutical Sciences* 32 (2007) 193-199.

Douroumis D. Practical approaches of taste masking technologies in oral solid forms. *Expert Opinion on Drug Delivery* 4 (2007) 417-426.

Draheim R. Lipidextrusion Prozessoptimierung für nadelförmige Arzneistoffe und Freisetzungsverhalten. Dissertation Düsseldorf (2010).

Dulac C. The Physiology of Taste, Vintage 2000. *Cell* 100 (2000) 607-610.

Dumont H., Roch T. Flavored taste-masked pharmaceutical formulation made using a one-step coating process. (2006) *US2006/0228410 A1*.

Dwivedi S. K., Oates R. J., Mitchell A. G. Estimation of elastic recovery, work of decompression and young's modulus using a rotary tablet press. *Journal of Pharmacy and Pharmacology* 44 (1992) 459-466.

Eudragit® Application Guidelines. Ausgabe 7 (2009) 3

Fell J. T., Newton J. M. Computer analysis of the relation between tablet strength and compaction pressure. *Journal of Pharmacy and Pharmacology* 23 (1971) 195S - 201.

Flemming J., Mielck J. B. Requirements for the production of microtablets - suitability of direct-compression excipients estimated from powder chraracteristics and flow-rates. *Drug Development and Industrial Pharmacy* 21 (1995) 2239-2251.

Follonier N. Biopharmaceutical comparison of oral multiple-unit and single-unit sustained-release dosage forms. *S.T.P. pharma sciences* 2 (1992) 141-158.

Fu Lu M. Y., Borodkin S., Woodward L., Li P., Diesner C., Hernandez L., Vadnere M. A polymer carrier system for taste masking of macrolide antibiotics. *Pharmaceutical Research* 8 (1991) 706-712.

Garekani H. A., Sadeghi F., Badiee A., Mostafa S. A., Rajabi-Siahboomi A. R. Crystal habit modifications of ibuprofen and their physicomechanical characteristics. *Drug Development and Industrial Pharmacy* 27(8) (2001) 803-809.

Ghebre-Sellassie I. Pellets: A general overview. In Ghebre-Sellassie I. *Pharmaceutical Pelletization Technology* Marcel Dekker New York (1989) 1-14.

Gilbertson T. A. The molecular physiology of taste transduction. *Current Opinion in Neurobiology* 10 (2000) 519-527.

Gilbertson T. A. Water taste: The importance of osmotic sensing in the oral cavity. *Journal of Water and Health* 4 (2006) 35-40.

Gohel, M. C, Jogani P. D.. A review of co-processed directly compressible excipients. Journal of *Pharmacy and Pharmaceutical Sciences* 8(1) (2005) 76-93.

Goole J., Deleuze P., Vanderbist F., Amighi K. New levodopa sustained-release floating minitablets coated with insoluble acrylic polymer. *European Journal of Pharmaceutics and Biopharmaceutics* 68 (2008) 310-318.

Harada T., Uchida T., Yoshida M., Kobayashi Y., Narazaki R., Ohwaki T. A new method for evaluating the bitterness of medicines in development using a taste sensor and a disintegration testing apparatus. *Chemical & Pharmaceutical Bulletin* 58 (2010) 1009-1014.

Hashimoto Y., Matsunaga C., Tokuyama E., Tsuji E., Uchida T., Okada H. The quantitative prediction of bitterness-suppressing effect of sweeteners on the bitterness of famotidine by sweetness-responsive sensor. *Chemical & Pharmaceutical Bulletin* 55 (2007) 739-746.

Herrmann S., Winter G., Mohl S., Siepmann F., Siepmann J. Mechanisms controlling protein release from lipidic implants: Effects of PEG addition. *Journal of Controlled Release* 118 (2007) 161-168.

Herting M. G., Kleinebudde P. Studies on the reduction of tensile strength of tablets after roll compaction/dry granulation. *European Journal of Pharmaceutics and Biopharmaceutics* 70 (2008) 372-379.

Hockett A. J. The effect of alkalis upon the solubility of quinine salts. *Society for experimental Biology and Medicine* 26 (1929) 541-542.

Inghelbrecht S., Remon J. P. Roller compaction and tabletting of microcrystalline cellulose drug mixtures. *International Journal of Pharmaceutics* 161 (1998) 215-224.

Ishida M., Abe K., Hashizume M., Kawamura M. A. novel approach to sustained pseudoephedrine release: Differentially coated mini-tablets in HPMC capsules. *International Journal of Pharmaceutics* 359 (2008) 46-52.

Jacob J., Hüttenrauch R. Dependence of tablet geometry on pressure distribution. Acta *Pharmaceutica Technologica* 28 (1982) 44-52.

Jańczyk M., Kutyla A., Sollohub K., Wosicka H., Cal K., Ciosek P. Electronic tongue for the detection of taste-masking microencapsulation of active pharmaceutical substances. *Bioelectrochemistry* 80 (2010) 94-98.

Jbilou M., Ettabia A., Guyot-Hermann A. M., Guyot J. C. Ibuprofen agglomerates preparation by phase separation. *Drug Development and Industrial Pharmacy* 25 (1999) 297-305.

Jenike A. W. Storage and flow of solids. Bulletin of the University of Utah. No. 123 (1970) University of Utah, Salt Lake City.

Kachrimanis K., Petrides M., Malamataris S. Flow rate of some pharmaceutical diluents through die-orifices relevant to mini-tableting. *International Journal of Pharmaceutics* 303 (2005) 72-80.

Kaerger J. S., Edge S., Price R. Influence of particle size and shape on flowability and compactibility of binary mixtures of paracetamol and microcrystalline cellulose. *European Journal of Pharmaceutical Sciences* 22 (2004) 173-179.

Kataoka M., Tokuyama E., Myanaga Y., Uchida T. The taste sensory evaluation of medicinal plants and Chinese medicines. *International Journal of Pharmaceutics* 351 (2008) 36-44.

Kato Y., Ohkuma M., Shimada Y., Sunada H. Evaluation of the flowability of surface-modified preparations by the measurement of the inter-particle adhesive force. *Journal of Drug Delivery Science and Technology* 15 (2005) 217-221.

Kayumba P. C., Huyghebaert N., Cordella C., Ntawukuliryayo J. D., Vervaet C., Remon J. P. Quinine sulphate pellets for flexible pediatric drug dosing: Formulation development and evaluation of taste-masking efficiency using the electronic tongue. *European Journal of Pharmaceutics and Biopharmaceutics* 66 (2007) 460-465.

Kleinebudde P. Pharmazeutische Pellets durch Extrudieren/Sphäronisieren. Habilitationsschrift Christian-Albrechts-Universität Kiel (1997).

Kleinebudde P. Roll compaction/dry granulation: Pharmaceutical applications. *European Journal of Pharmaceutics and Biopharmaceutics* 58 (2004) 317-326.

Knop K. Pellets in: *Hagers Handbuch der Pharmazeutischen Praxis*. Springer Verlag Berlin 2 (1991) 127-132.

Kobayashi Y., Habara M., Ikezazki H., Chen R., Naito Y., Toko K. Advanced taste sensors based on artificial lipids with global selectivity to basic taste qualities and high correlation to sensory scores. *Sensors* 10 (2010) 3411-3443.

Kraas U. Praktische Minitablettierung; Aspekte der Entwicklung und Untersuchung einer Minitabletten-Formulierung für einen autoadhäsiven Wirkstoff. Dissertation Hamburg (2005).

Krause J. Novel paediatric formulations for the drug sodium benzoate. Dissertation Düsseldorf (2008).

Krause J., Breitkreutz J. Lipid pellets with enhanced taste-masking EP2172191 A1. (2010)

Laugerette F., Gaillard D., Passilly-Degrace P., Niot I., Besnard P. Do we taste fat? *Biochimie* 89 (2007) 265-269.

Legin A., Rudnitskaya A., Vlasov Y., Di Natale C., Mazzone E., D`Amico A. Application of electronic tongue for quantitative analysis of mineral water and wine. *Electroanalysis* 11 (1999) 814-820.

Lennartz P., Mielck J. B. Minitabletting: improving the compactability of paracetamol powder mixtures. *International Journal of Pharmaceutics* 173 (1998) 75-85.

Leuenberger H., Rohera B. D. Fundamentals of powder compression. I. The compactibility and compressibility of pharmaceutical powders. *Pharmaceutical Research* 3 (1986) 12-22.

Li L., Naini V., Ahmed S. U. Utilization of a modified special-cubic design and an electronic tongue for bitterness masking formulation optimization. *Journal of Pharmaceutical Sciences* 96 (2007) 2723-2734.

Liu L. X., Marziano I., Bentham A. C., Litster J. D., White E.T., Howes T. Effect of particle properties on the flowability of ibuprofen powders. *International Journal of Pharmaceutics* 362 (2008) 109-117.

Lopes C. M., Lobo J. M. S., Pinto J. F., Costa P. Compressed mini-tablets as a biphasic delivery system. *International Journal of Pharmaceutics* 323 (2006a) 93-100.

Lopes C. M., Lobo J. M. S., Costa P., Pinto J. F. Directly compressed mini matrix tablets containing ibuprofen: Preparation and evaluation of sustained release. *Drug Development and Industrial Pharmacy* 32 (2006b) 95-106.

Lyall V., Phan T.-H. T., Ren Z., Mummalaneni S., Melone P., Mahavadi S., Murthy K. S., DeSimone J. A. Regulation of the putative TRPV1t salt taste receptor by phosphatidylinositol 4, 5-bisphosphate. *Journal of Neurophysiology* 103 (2010) 1337-1349.

Malkowska S., Khan K. A. Effect of re-compression on the properties of tablets prepared by dry granulation. *Drug Development and Industrial Pharmacy* 9 (1983) 331-347.

McIntyre J., Conroy S., Avery A., Corns H., Choonara I. Unlicensed and off label prescribing of drugs in general practice. *Archives of Diseases in Childhood* 83 (2000) 498-501.

McKenna A., McCafferty D. F. Effect of particle size on the compaction mechanism and tensile strength of tablets. *Journal of Pharmacy and Pharmacology* 34 (1982) 347-351.

Mennella J. A., Beauchamp G. K. Optimizing oral medications for children. *Clinical Therapeutics* 30 (2008) 2120-2132.

Michalk A., Kanikanti V.-R., Hamann H.-J., Kleinebudde P. Controlled release of active as a consequence of the die diameter in solid lipid extrusion. *Journal of Controlled Release* 132 (2008) 35-41.

Mitwollen J.-P. Verdichtungsverhalten, Festigkeit und Struktur von planen Minitabletten. Dissertation Hamburg (2002).

Miyanaga Y., Tanigake A., Nakamura T., Kobayashi Y., Ikezaki H., Taniguchi A., Matsuyama K., Uchida T. Prediction of the bitterness of single, binary- and multiple-component amino acid solutions using a taste sensor. *International Journal of Pharmaceutics* 248 (2002) 207-218.

Moes J. J., Ruijken M. M., Gout E., Frijlink H. W., Ugwoke M. I. Application of process analytical technology in tablet process development using NIR spectroscopy: Blend uniformity, content uniformity and coating thickness measurements. *International Journal of Pharmaceutics* 357 (2008) 108-118.

Möller T. Improvement of the galenic properties of ibuprofen and S(+)-ibuprofen | Technologien zur Verbesserung der galenischen Eigenschaften von Ibuprofen und S(+)-ibuprofen. *Die Pharmazie* 53 (1998) 585-595.

Munday D. L. A comparison of the dissolution characteristics of theophylline from film-coated granules and mini-tablets. *Drug Development and Industrial Pharmacy* 20 (1994) 2369-2379.

Munday D. L., Fassihi A. R. Controlled release delivery - Effect of coating composition on release characteristics of mini-tablets. *International Journal of Pharmaceutics* 52 (1989) 109-114.

Newton J. M. Gastric emptying of multi-particulate dosage forms. International *Journal of Pharmaceutics* 395 (2010) 2-8.

Nichols W. M., Lee W., Kulkarni N. Multi-layered coating technology for taste masking. (2007) *WO2007/052121 A3.*

Noyes A. A., Whitney W. R. The rate of solution of solid substances in their own solution. *The Journal of American Chemical Society* 19 (1897) 930-934.

Oram N., Laing D. G., Hutchinson I., Owen J., Rose G., Freeman M., Newell G. The influence of flavor and color on drink identification by children and adults. *Developmental Psychobiology* 28 (1995) 239-246.

Palma S. D., Manzo R. H., Allemandi D. A. Dry plant extracts loaded on fumed silica for direct compression: Preparation and preformulation. *Pharmaceutical Development and Technology* 4 (1999) 523-530.

Parikh N. M., McTelgue D.; Wynn D. W., Pillal R. Texture masked particles containing an active ingredient. (2002) *EP1219291 A1.*

Ph.Eur. Ausgabe 7.0. Strasbourg Cedex France (2010).

Pich C. H., Moest T. Cylindrical microtablets. (1989) US*4797287.*

Pitt K. G., Newton J. M., Stanley P. Tensile fracture of doubly-convex cylindrical discs under diametral loading. *Journal of Materials Science* 23 (1988) 2723-2728.

Rachid O., Simons F. E. R., Rawas-Qalaji M., Simons J. K. An electronic tongue: Evaluation of the masking efficacy of sweetening and/or flavoring agents on the bitter taste of epinephrine. *AAPS PharmSciTech* 11 (2010) 550-557.

Rasenack N., Müller B. W. Properties of ibuprofen crystallized under various conditions: A comparative study. *Drug Development and Industrial Pharmacy* 28 (2002) 1077-1089.

Regulation (EC) No 1901/2006 of the European Parliament and of the Council of 12 December 2006 on products for paediatrics. 1901/2006 R. E. N. (2006).

Reitz C., Strachan C., Kleinebudde P. Solid lipid extrudates as sustained-release matrices: The effect of surface structure on drug release properties. *European Journal of Pharmaceutical Sciences* 35 (2008) 335-343.

Reitz C., Kleinebudde P. Spheronization of solid lipid extrudates. *Powder Technology* 189 (2009) 238-244.

Ritschl W. A., Bauer-Brandl A. Die Tablette; Handbuch der Entwicklung, Herstellung und Qualitätssicherung. Editio Cantor Verlag, Aulendorf (2002) S. 153-155.

Ritter-Pharma-Technik GmbH, Minitablettierwerkzeuge (2011) http://www.ritter-pharma-technik.de/minitabwerkzeuge.html

Roberts M., Ford L. J., MacLeod G. S., Fell J. T., Smith G. W., Rowe P. H., Dyas A. M. Effect of punch tip geometry and embossment on the punch tip adherence of a model ibuprofen formulation. *Journal of Pharmacy and Pharmacology* 56 (2004a) 947-950.

Roberts M., Ford L. J., MacLeod G. S., Fell J. T., Smith G. W., Rowe P. H., Dyas A. M. Effect of lubricant type and concentration on the punch tip adherence of model ibuprofen formulations. *Journal of Pharmacy and Pharmacology* 56 (2004b) 299-305.

Rocksloh K. Optimization of crushing strength and disintegration time of a high-dose plant extract tablet by neural networks. *Drug Development and Industrial Pharmacy* 25 (1999) 1015-1025.

Roggo Y., Chalus P., Maurer L., Lema-Martinez C., Edmond A., Jent N. A review of near infrared spectroscopy and chemometrics in pharmaceutical technologies. *Journal of Pharmaceutical and Biomedical Analysis* 44 (2007) 683-700.

Rouge N., Leroux J. C., Cole E. T., Doelker E., Buri P. Prevention of the sticking tendency of floating minitablets filled into hard gelatin capsules. *European Journal of Pharmaceutics and Biopharmaceutics* 43 (1997) 165-171.

Rudnitskaya A., Ehlert A., Legin A., Vlasov Y., Büttgenbach S. Multisensor system on the basis of an array of non-specific chemical sensors and artificial neural networks for determination of inorganic pollutants in a model groundwater. *Talanta* 55 (2001) 425-431.

Rudnitskaya A., Polshin E., Kirsanov D., Lammertyn J., Nicolai B., Saison D., Delvaux F. R., Delvaux F., Legin A. Instrumental measurement of beer taste attributes using an electronic tongue. *Analytica Chimica Acta* 646 (2009) 111-118.

Saettone M. F., Chetoni P., Bianchi L. M., Giannaccini B., Conte U., Sangalli M. E. Controlled release of timolol maleate from coated ophthalmic mini-tablets prepared by compression. *International Journal of Pharmaceutics* 126 (1995) 79-82.

Salako M., Podczeck F., Newton J. M. Investigations into the deformability and tensile strength of pellets. *International Journal of Pharmaceutics* 168 (1998) 49-57.

Schirm E., Tobi H., de Vries T. W., Choonara I., De Jong-van den Berg L. T. W. Lack of appropriate formulations of medicines for children in the community. *Acta Pædiatrica* 92 (2003) 1486-1489.

Schmidt C., Kleinebudde P. Comparison between a twin-screw extruder and a rotary ring die press. Part II: influence of process variables. *European Journal of Pharmaceutics and Biopharmaceutics* 45 (1998) 173-179.

Shotton E., Obiorah B. A. Effect of physical properties on compression characteristics. *Journal of Pharmaceutical Sciences* 64 (1975) 1213-1216.

Soares L. A. L., Ortega G. G., Petrovick R. P., Schmidt C. P. Dry granulation and compression of spray-dried plant extracts. *AAPS PharmSciTech* 6 (3) (2005a).

Soares L. A. L., Ortega G. G., Petrovick R. P., Schmidt C. P. Optimization of tablets containing a high dose of spray-dried plant extract: A technical note. *AAPS PharmSciTech* 6 (3) (2005b).

Sohi H., Sultana Y., Khar R. K. Taste masking technologies in oral pharmaceuticals: Recent developments and approaches. *Drug Development and Industrial Pharmacy* 30 (2004) 429-448.

Sue I.-L., Wang P-H. Odor-masking coating for a pharmaceutical preparation. (2001) *WO01/49270 A2.*

Sujja-areevath J., Munday D. L., Cox P. J., Khan K. A. Relationship between swelling, erosion and drug release in hydrophillic natural gum mini-matrix formulations. *European Journal of Pharmaceutical Sciences* 6 (1998) 207-217.

Suzuki H., Onishi H., Takahashi Y., Iwata M., Machida Y. Development of oral acetaminophen chewable tablets with inhibited bitter taste. *International Journal of Pharmaceutics* 251 (2003) 123-132.

Szejtli J., Szente L. Elimination of bitter, disgusting tastes of drugs and foods by cyclodextrins. *European Journal of Pharmaceutics and Biopharmaceutics* 61 (2005) 115-125.

Thomson S. A., Tuleu C., Wong I. C. K., Keady S., Pitt K. G., Sutcliffe A. G. Minitablets: New modality to deliver medicines to preschool-aged children. *Pediatrics* 123 (2009) e235-e238.

Tokuyama E., Matsunaga C., Yoshida K., Mifsud J.-C., Irie T., Yoshida M., Uchida T. Famotidine orally disintegrating tablets: Bitterness comparison of original and generic products. *Chemical & Pharmaceutical Bulletin* 57 (2009) 382-387.

Turner C. Monitoring batch fermentations with an electronic tongue. *Journal of Biotechnology* 103 (2003) 87-91.

USP US Pharmacopeial Convention Inc. Rockville 31 (2008) 813-814.

Von Eggelkraut-Gottanka S. G. Roller compaction and tabletting of St. John's wort plant dry extract using a gap width and force controlled roller compactor. I. Granulation and tabletting of eight different extract batches. *Pharmaceutical Development and Technology* 7 (2002) 433-445.

Wang H., Zhang R. Compaction behavior of paracetamol powders of different crystal shapes. *Drug Development and Industrial Pharmacy* 21 (1995) 863-868.

WHO Guidelines for the treatment of Malaria. 2nd ed, Geneva (2010) http://whqlibdoc.who.int/publications/2010/9789241547925_engl.pdf.

Windbergs M. Towards a better understanding of lipid-based matrices Innovations in the production and analysis of physically stable solid lipid extrudates with tailor-made dissolution profiles. Dissertation Düsseldorf (2009).

Windbergs M., Strachan C. J., Kleinebudde P. Understanding the solid-state behaviour of triglyceride solid lipid extrudates and its influence on dissolution. *European Journal of Pharmaceutics and Biopharmaceutics* 71 (2009a) 80-87.

Windbergs M., Strachan C. J., Kleinebudde P. Tailor-made dissolution profiles by extruded matrices based on lipid polyethylene glycol mixtures. *Journal of Controlled Release* 137 (2009b) 211-216.

Windbergs M., Gueres S., Strachan C. J., Kleinebudde P. Two-step solid lipid extrusion as a process to modify dissolution behavior. *AAPS PharmSciTech* 11 (2010c) 2-8.

Witzleb R., Kanikanti V. R., Hamann H. J., Kleinebudde P. Solid lipid extrusion with small die diameters - Electrostatic charging, taste masking and continuous production. *European Journal of Pharmaceutics and Biopharmaceutics* 77 (2011a) 170-177.

Witzleb R., Kanikanti V. R., Hamann H. J., Kleinebudde P. Influence of needle-shaped drug particles on the solid lipid extrusion process. *Powder Technology* 207 (2011b) 407-413.

Woertz K., Tissen C., Kleinebudde P., Breitkreutz J. Rational development of taste masked oral liquids guided by an electronic tongue. *International Journal of Pharmaceutics* 400 (2010a) 114-123.

Woertz K., Tissen C., Kleinebudde P., Breitkreutz J. Taste sensing systems (electronic tongues) for pharmaceutical applications. *International Journal of Pharmaceutics* In press (2010b).

Woertz K., Tissen C., Kleinebudde P., Breitkreutz J. Performance qualification of an electronic tongue based on ICH guideline Q2. *Journal of Pharmaceutical and Biomedical Analysis* 51 (2010c) 497-506.

Yaginuma Y., Ozeki Y., Kakizawa M., Gomi S. I., Watanabe Y. Effects of powder flowability on die-fill properties in rotary compression. *Journal of Drug Delivery Science and Technology* 17 (2007) 205-210.

Yajima T., Umeki N., Itai S. Optimum spray congealing conditions for masking the bitter taste of clarithromycin in wax matrix. *Chemical & Pharmaceutical Bulletin* 47 (1999) 220-225.

8. Danksagung

Die vorliegende Arbeit entstand unter der Leitung von Herrn Prof. Dr. Peter Kleinebudde im Rahmen meiner Tätigkeit als wissenschaftliche Mitarbeiterin am Institut für pharmazeutische Technologie und Biopharmazie in Zusammenarbeit mit der Forschungsvereinigung der Arzneimittelhersteller e.V. (FAH; AiF-Projekt Nr. 15980).

Bei meinem Doktorvater Herrn Prof. Dr. Peter Kleinebudde bedanke ich mich ganz herzlich für die spontane Aufnahme in seinen Arbeitskreis und die zahlreichen Hilfestellungen und Anregungen bei der Bearbeitung des interessanten und vielseitigen Forschungsthemas. Durch seine außergewöhnlich gute Betreuung mit einer immer währenden offenen Tür und die Möglichkeit zur Teilnahme an internationalen Kongressen und Symposien habe ich viel für mein Leben gelernt.

Herrn Prof. Dr. Jörg Breitkreutz danke ich sehr für die vielen interessanten und hilfreichen Anregungen und den zahlreichen 4-er Besprechungen sowie für die Übernahme des Koreferats.

Des Weiteren danke ich den Firmen Dr. Willmar Schwabe, Losan Pharma und Bionorica für die großzügige Bereitstellung der Modellarzneistoffe im Rahmen des AiF-Projektes. Ebenfalls im Rahmen des Projektes bedanke ich mich bei der Firma GlaxoSmithKline für die Leihgabe des Mycrolab®.

Herrn Jan-Dirk Hinrichs (Ritter-Pharma-Technik) danke ich für das mehrfache Ausleihen der 2 mm Minitablettenstempelwerkzeuge. Des Weiteren bedanke ich mich bei Herrn Dr. Marcus Knöll der Firma Oystar Hüttlin für die Einführung in das Überziehen von Minitabletten.

Für die großzügige Bereitstellung von pulverförmigen Lipiden danke ich der Firma Sasol, und den Firmen BASF, Roquette und Colorcon für die ebenfalls großzügige Bereitstellung der Überzugspolymere.

Zum Gelingen dieser Arbeit haben insbesondere auch meine aktuellen sowie ehemaligen Kollegen des Instituts beigetragen. Bei Frau Dr. Maike Windbergs bedanke ich mich ganz herzlich für die Raman-Messungen der Minitabletten und die Einführung in die Lipidextrusion. Frau Eva Hoffmann danke ich für die NIR-CI Aufnahmen und Frau Katharina Wörtz für die Einführung in die elektronische Zunge sowie für interessante Anregungen und Diskussionen während der 4-er Besprechungen. Frau Theresia Kuntz danke ich herzlich für die Einführung in die Walzenkompaktierung.

Herrn Stefan Stich danke ich für die schnelle Anfertigung der Minitablettenboxen – die praktische Arbeit wurde dadurch wesentlich erleichtert.

Für die vielen beantworteten Fragen und die praktischen und theoretischen Hilfestellungen möchte ich mich bei Herrn Dr. Klaus Knop und Herrn Dr. Markus Thommes bedanken.

Ganz herzlich bedanke ich mich auch bei meinen Eltern und meinem Freund Christoph, ohne deren Hilfe, Unterstützung und Vertrauen ich diese Arbeit nicht hätte erfolgreich abschließen können.